醫師的異想世界

策劃序

編織自己的夢，堅持自己的路

葉金川

出版《那一年，我們是醫學生》的時候，雅馨問我，醫學生除了專注在醫療領域之外，好像缺少了一些想像與夢想？當時我回答她說：「一路都走過來了，夢，可能都埋在心裡了，說不說又有什麼差別？」但是我想，還是有人會願意把自己的心路歷程與心得分享給後輩，讓我有了出版《醫生的異想世界》這本書的動機。

夢想，距離現實有一些距離，需要付諸行動、達到目標，一個一個的步驟。有夢想，還要付諸行動，行動也不一定能達成目標，但是人仍會有許多狂野的想像與創意。這本書想要呈現醫師的多樣性，有許多人，夢想想了，也作了，也達到目標。因此我從不同領域，挑了這幾位做代表。

許多醫師都有很高的天賦，甚至可說是才華洋溢，我想到的是侯文詠跟羅大佑，他們在文學與音樂領域的才華跟創意，很令大眾肯定，但是更重要的是，他們的執著和毅

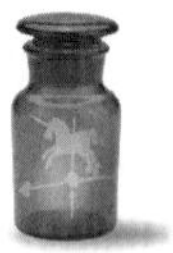

力，能夠堅持走自己認為是對的路。

有些醫師的價值觀裡，「傳道」會比「醫學」來的優先，例如翁瑞亨與陸幼琴，他們一直在實踐自己的理念，對他們來說，醫學只是手段，是用來跟民眾接觸的工具，為上帝及民眾服務奉獻，才是他們一生的職志。

在比較冷門的醫療道路上，我必須提到陳永興和許金川，他們走出主流醫學的價值，走出醫療的直接服務，是另一種典型。陳永興注重精神醫學、醫學史，甚至更關心社會與民眾，他超越醫學，關心社會及弱勢。許金川是另一類的築夢者，雖然他仍然在作社會上認為傳統醫師應該做的臨床工作，但是他從臨床上治療病人的經驗中，發現教育民眾比臨床工作更重要，所有民眾都成為他服務的對象，這是他的信念與價值，也在教育民眾身上花了許多力氣。

李明亮跟蔡長海是不同類型的醫學教育家，李明亮對醫學的貢獻，並不是在臨床方面，他為人津津樂道的，是他告別在美國的臨床工作，回國投入醫學教育工作，一手設立慈濟大學，甚至到參與衛生署的工作，跨入衛生行政領域。他並不是一個政治家，而是以一個學者的角色貢獻他的專長，在SARS流行期間國家需要，也義不容辭地為抗煞打拼，他可以說是一個具有人格風範的醫學教育家。蔡長海則是另一種風格的醫學教育家，他有遠見，格局也夠大，短短幾年就把中國醫藥學院及醫院經營得有聲有色，他屬於經營者的醫學教育家，是醫學教育的企業家。

沈富雄，號稱怪醫沈博士，什麼都懂，什麼都會，但是他到哪裡都是一隻孤鳥，他是一位有創意，有遠見，辯才無礙的人，雖然因為他身為立法委員的身分，大家對他的評價不一，也有點爭議，他已經完全脫離醫師的角色，他可以說是一個負責任、有良知的知識份子。

至於我本人，我把自己定位為一輩子的公衛人。雖然我也從事公益活動，現在則是台北市政府政務副市長，但是對我來說，我的決定、選擇，其背後的價值觀，相信就是證嚴法師說的，縮小自己，成就大眾的利益。我做我自己認為該做的事情，做我覺得值得的事情。我是一個天生的救火員，哪裡需要我，我甘願做，歡喜受。

我期待大家看到這本書，不是去標榜個人成就，或是讚揚他們，任何一個人的名字都可以忘掉，他們的故事也可以被忘記，不能忘掉的是他們的精神與背後的價值觀。選擇這些人並不代表肯定他們的成就，也不是要為他們背書，而是看到他們執著的精神，能夠懷抱一個夢，有一些想像，並且真正付諸行動，最後能讓夢想與價值合而為一。我衷心希望年輕的醫學生能夠作自己的主人，不要隨波逐流。我也期望一般民眾也能花點

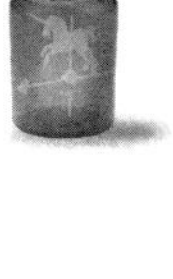

時間看看這本書，由於民眾對於醫師刻板的價值判斷也讓醫學生不敢作夢，希望有一天，大家對於不行醫的醫師也覺得很自然，也能夠理解他們作另類選擇的原因，對醫師這個行業，能夠更輕鬆地看待。

不論你是誰，夢，就讓他夢，讓他實現。走自己的路，做，就對了。

葉金川／台北市副市長

序

每個人都有自己的奉獻之地

陳建仁

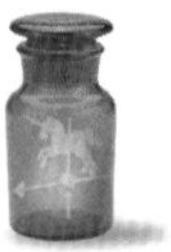

醫藥工作是一份愛與和平的志業。一個醫師，不管有怎樣的自我期許，有怎樣的心路歷程，都是要確保民眾在生理、心理、社會及靈性上的健康、平安及喜樂。

很高興董氏基金會出版這本《醫師的異想世界》。這本書令我想起許多歷史上的醫師，曾經步入不同跑道，追求不同的理想。最有名的就是孫中山先生，他懷抱著「上醫醫國，中醫醫人，下醫醫病」的理念，投入革命，希望帶給人們更好的未來。同樣的在台灣的蔣渭水先生，也是秉持著希望台灣會更好的夢想，投入台灣民族運動的改革。這些醫師會轉入治國治民的工作，就是要移風易俗、變化民心，讓人民過更美好的生活。

同樣的，文學之路也有醫師走過，例如被稱為台灣新文學之父的賴和，以白話的文學作品來提升國民的人文素養，他的成就與影響不亞於投入政治帶給台灣的影響。像堀內次雄、杜聰明等醫師，透過誨人不倦、以身作則的醫學教育，培育了無數仁心仁術的醫藥工作者。而我們也有許多今日的杜聰明醫師，肩負著杏林園丁的重責大任。

外籍醫師在台灣付出青春歲月與無限愛心，不只醫病醫人，更扮演撫慰心靈的角色，像是書中的陸幼琴修女。以往也有許多兼具善心義行的醫師來到台灣奉獻，在北部有馬偕醫師「寧可燒盡，不願腐朽」的奉獻芳表；中部有蘭氏父子醫師的切膚之愛，切割移植「醫師娘」的皮膚來救治病危的幼童；南部有「台灣近代醫學啓蒙人」馬雅各醫師的無私奉獻，和「熱帶醫學之父」萬巴德醫師的卓越服務；山地鄉則有井上伊之助醫師，雖然得知自己的父親被原住民殺害，仍立志在山地鄉，關懷照顧原住民的健康，數十年如一日。

很多台灣醫師對民眾的付出也是不遑多讓，像是宜蘭的陳五福醫師，原本想跟隨史懷哲在非洲的「蘭巴倫」服務。當他寫信給史懷哲表達心願時，史懷哲回信給他：「每個人都有自己的蘭巴倫」，也就是說，每個人都有自己的奉獻之地。陳五福醫師後來不僅在宜蘭開設眼科，更創設了「慕光盲人重健院」，協助盲人的輔導教育，乃至於生涯規劃，改變了無數盲胞的生命。

台灣醫師對本土有很多關懷和熱愛，像書中的李明亮、葉金川兩位醫師，從健保體制及公共衛生著手，希望改善整個社會的健康。我們也可以從書中看到，無論從事文學藝術、心靈療癒或是醫療管理的工作，每一個人都有自己的蘭巴倫，終究都是大愛的展現。

我希望從事醫藥工作的讀者們，看到這本書中這些傑出受訪者的心路歷程，也看見他們奉獻的精神，找到自己的路。我認為醫者之路應該兼具醫療疾病與撫慰心靈，帶給人們珍愛生命的真正喜樂。

我更希望在醫病關係日形複雜的今天，一般民眾能夠體會和尊重醫事人員的熱忱和愛心。醫事人員每天面對生老病死，承擔著人間的苦難，肩負著最大的工作壓力，以及心靈的重擔。希望大家看見的，不只是他們的專業服務，更看見他們在奉獻歷程中散發的光和熱。盼望大家能改變對醫師白袍的嚴肅刻板印象，給予掌聲與讚美，心存感激，讓我們的醫療環境更好，全民更平安喜樂。

陳建仁／行政院衛生署署長

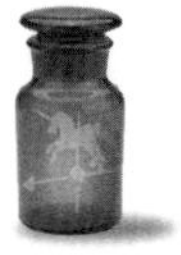

序

不當醫師不代表另類

陳維昭

董氏基金會在前執行長葉金川先生策劃之下，出版《醫師的異想世界》一書，要我為該書寫序，讓我感到非常榮幸也很樂意，因為這十位受訪者，不是本人台大醫學院的學長、同學、學弟或醫院同事，就是醫界多年的熟識，對每一位的生活、事業、成就，本來就多少有所認識，細讀初稿，更是回味無窮，樂在其中。

在許多場合，常有朋友提到說：「你們醫學院的學生似乎比較多才多藝，在醫學本行之外，往往在音樂、美術、文學，乃至社會服務等其他方面也都能有相當傑出的表現」，因此推論，醫學院的學生比較聰明。這種推論當然並非沒有道理，因為醫學自日據時代至今一直都是熱門科系，入學競爭激烈，能夠脫穎而出的或許真的比較聰明，才能夠在繁重的醫學課程之外，還能顧及本身興趣，並有很好的表現，有些甚至比本身醫學領域的表現更為突出。但也有可能這些人本來的興趣就不在醫學，只是因為社會的觀念、父母的期待而順應潮流選擇進入醫學，但終究志不在此。較嚴重的，也許在醫學院就讀中，就設法轉系或重考，但較多的人則還是完成了學業，也順利取得醫師資格，因受興趣的驅使而逐漸朝向其他方面發展。

社會上喜歡把進入醫學行列之後，卻沒有專職從事醫師（臨床醫師）工作的人，稱為「另類醫師」，本人並不太贊同。雖然醫學或法律被視為專業教育，但自古以來就不一定學醫學的一定要當醫師，學法律的一定就要當律師、檢察官或法官，有很多人在醫學院畢業後，投入解剖、藥理、生化、生理等基礎醫學或公共衛生，也許一生中從來就沒有接觸過病人。醫學教育本身其實也可說是很好的基礎科學教育，其內涵是極為浩瀚廣大，葉金川就說他念醫學院的動機是覺得生物比物理有興趣。侯文詠說醫學是他生命的一大塊，其實就某種角度而言，醫學何嘗不是每一個人生命中的重要一塊，生老病死是任何人都必須面對的，而醫學所涵蓋也正是人的生老病死。從醫學教育學到的是對生命的認識、對生命的關懷，乃至對生命的尊重。透過醫學教育所培養出來對人性的關懷、對他人的尊重，乃至溝通的能力等等，也應該是這幾位受訪者之所以能夠成就自己理想的重要因素。

十位受訪者堅持自我，開創新局，實踐理想的精神、過程和勇氣，值得敬佩，對年

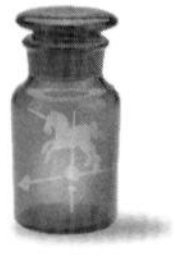

輕人也有很好的啓示作用。至於到底走怎麼樣的路對社會較有貢獻，則不用計較。誠如羅大佑所說：「對身邊的人，他們能因為我而感到高興，也是很重要的貢獻」。

陳維昭／台灣大學校長

目錄

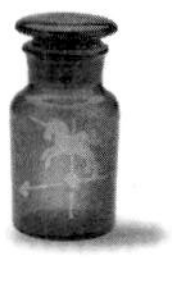

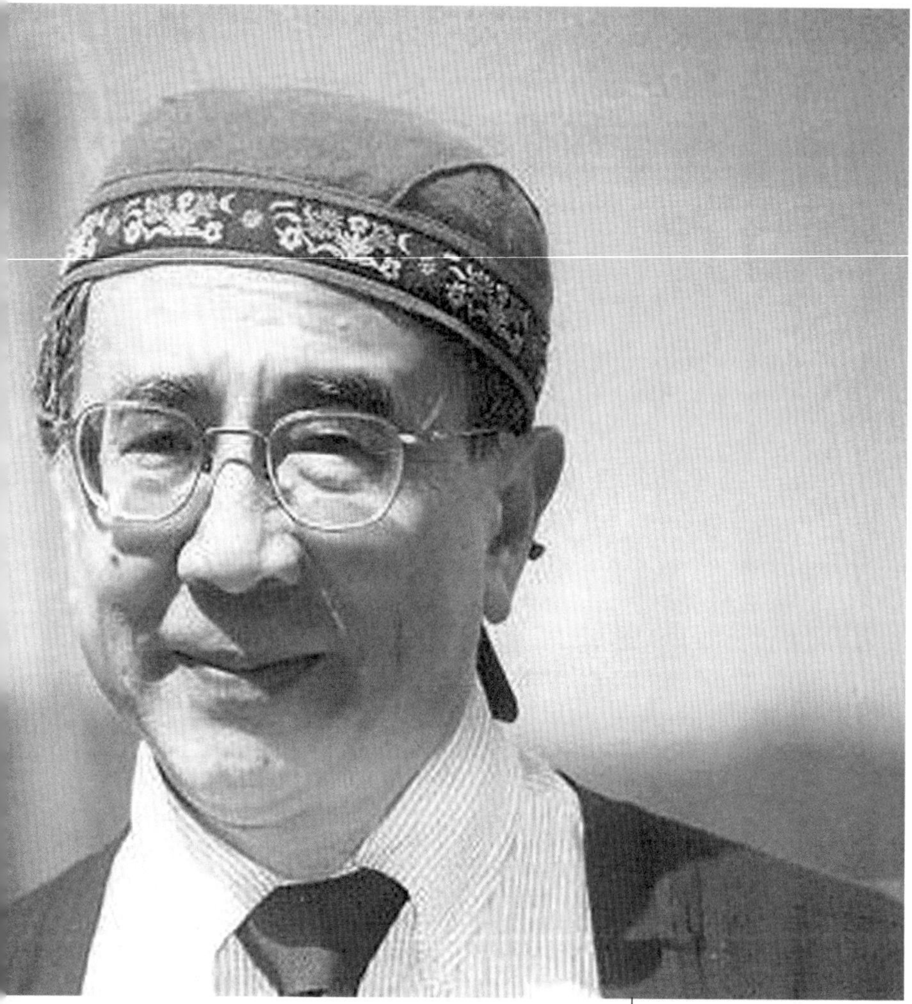

1998年李明亮拜訪原住民部落，被原住民朋友帶上原住民帽子。（照片提供／李明亮）

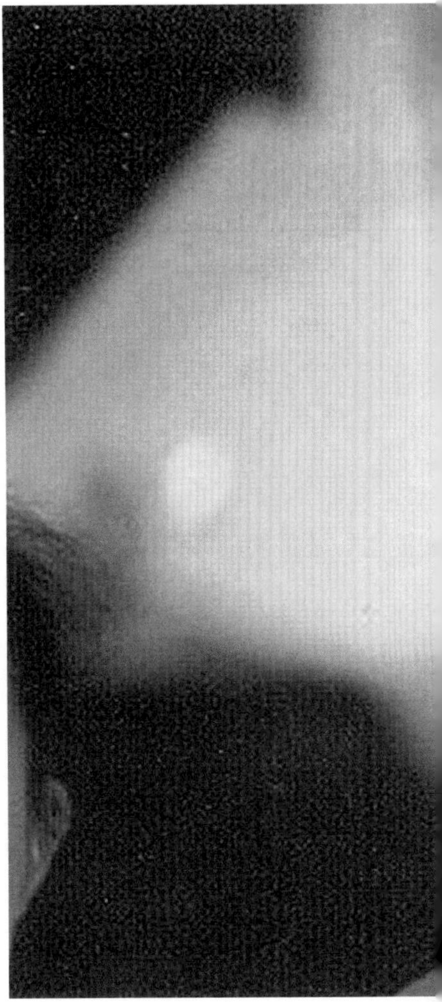

大家長式的醫學教育家李明亮

李明亮 口述
林芝安 採訪整理

李明亮

學歷：邁阿密大學生化學及分子生物學哲學博士
台灣大學醫學院醫學系

現任：慈濟大學醫學系小兒科與人類遺傳學研究所教授
行政院衛生署衛生研究院論壇召集人

經歷：國家衛生研究院醫療保健政策研究組特聘研究員兼論壇召集人
行政院SARS防治及紓困委員會副召集人
行政院衛生署署長
慈濟醫院優生保健中心主任及慈濟大學校長
New Jersey州立醫科大學Robert Wood Johnson Medical School小兒科副教授、教授、榮譽教授、遺傳醫學科主任
英國劍橋大學MRC分子生物研究所博士後研究員

研究專長：Emergency medical commending system, pediatrics, health policy, genetic research, molecular biology and biochemistry

著作及論文發表："Body Temperature Monitoring and SARS Fever Hotline, Taiwan" Emerging Infectious Diseases等十餘篇論文

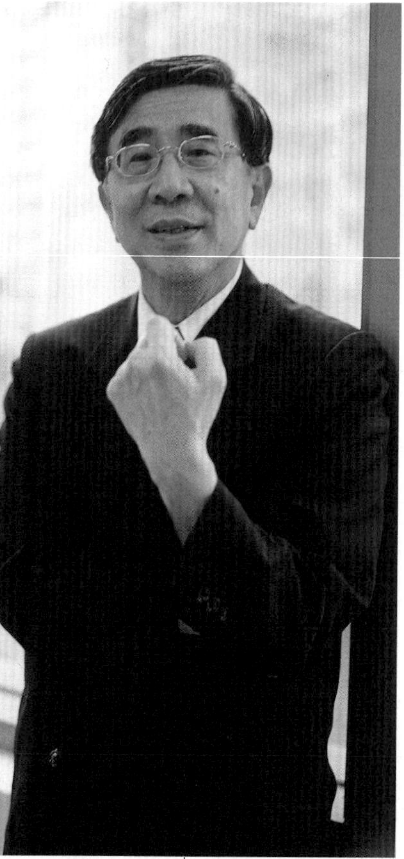

2004年接受本書採訪。
（攝影／豆照勳）

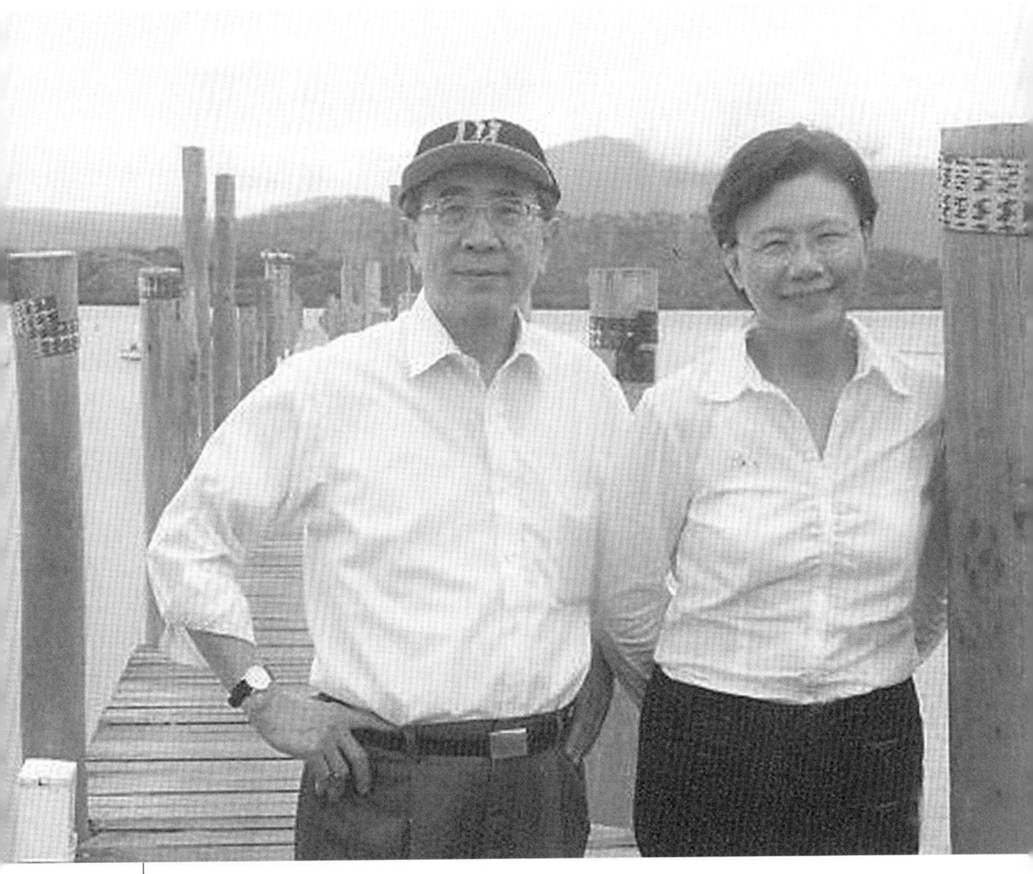

2004年3月李明亮擔任外交部無任所大使出訪，與妻子攝於巴布紐幾內亞。
（照片提供／李明亮）

人生唯一的非自願選擇

從小到大，成長的過程一帆風順，可說相當幸運，不論求學或找職業幾乎沒有遇過挫折，即使有，我也不當之為挫折。道理很簡單，如果自我需求的慾望不是很大，相對而言，挫折就變得沒那麼嚴重了。用更正向的角度過生活，比較看得開，即使有挫折也沒什麼大不了。

我經常笑說自己是「奴才命」，從早忙到晚，四處奔波，不斷工作、工作。我實在很羨慕奇美公司董事長許文龍，他一星期僅工作一天，平常不帶手機，一星期有四天都在釣魚，日子過得悠遊自在。能過自己想要的生活除了是自己的選擇之外，還得有freedom of choice（選擇的自由），這是很寶貴的幸運。我當然也有很多freedom of choice，包括可以自行決定走想要走的路，做認為應該做的事，不論是父母或太太都未曾限制或阻擾過我；唯有一點例外，可以說不是我想要做的但最後我仍去做了，那就是走上醫學之路。

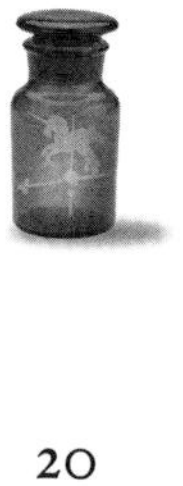

一個錯誤的理由，正確的決定

選擇學醫並非我原來的求學計畫。台南一中畢業後，因為成績優異獲得保送，可以選擇任何系，哲學系是我當時心中首選。可是，父母認為，別人費盡心力想考進去也不見得如願，我是醫學系榜上有名卻反而想要放棄，彼此爭論很久，到後來沒辦法了，我父親說出重話：「如果你去念哲學系，我就自殺。」那時小孩子跟現在不一樣，比較不敢忤逆父母，在不得已的情況下只好接受，就這樣我進入了台大醫學系。

現在想來，決定念醫是一個正確的選擇，但當初卻是基於一個錯誤的理由，很弔詭吧，一個錯誤的理由使我做了正確的決定。

其實，探索生命課題或追尋生命意義可以從各種不同角度切入，可以從哲學的角度切入，從虛無飄渺或形而上學去談生命是什麼；也可以從全然不同的觀點——生理層面，去看待生命價值；甚或是從腦神經結構、神經傳導物質、生物學的角度接觸生命本質。在醫學領域內看盡病人生死，從而體悟到的面向更為深刻。

如今往回看，還好當年沒有走上哲學這條路，而是選擇醫學。即便如此，我仍然又回過頭來走往哲思之路，雖然路徑不同，回歸到同一點，依然是我感興趣的路，甚且比原來預設的走法更為紮實、豐厚。

看很多冤枉書，走很多冤枉路

當然，選擇就讀醫學院對那時年僅十多歲的我可能是一個挫折，尤其大一、大二，那時稱為醫學預科階段，我簡直胡亂上課、聽課，沒有把心思好好放在課業上。坦白說，整個成長過程缺乏老師或其他人指引，完全自生自滅。那真是一個自生自滅的時代，憑靠自己摸索。

不像現在，我在慈濟醫學院的學生隨時可以找我或其他老師。我當校長那段時間，只要學生有事、有問題，隨時可以到我辦公室一起討論。這樣的討論環境在早年，相當匱乏。直到大三之後，因為開始接觸醫學課程，念生物、生理、解剖等學門，比較有現實感，樂趣漸生，情況才逐漸好轉，我愈來愈喜歡醫學領域並且浸淫其中。

我們那時不論走怎樣的路都得靠自己在錯誤中學習，看很多冤枉書，走很多冤枉路。當然，如果與上一代比較，更早期的年代，好比胡適之先生那個時代，更為辛苦，他們如果要去美國唸書需搭很久很久的船，吐得一塌糊塗，現在我們有噴射機可以搭，輕鬆得多，真是「比下不足，比上有餘」。就像為人父母也是如此，當年缺乏的，就儘量滿足下一代，不希望孩子重複我們曾經受過的苦或挫折，所以下一代的學習發展應該會更好。

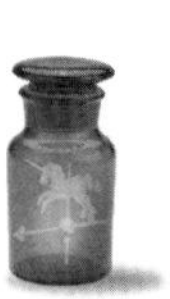

獨鍾最不賺錢的行業

在唸台南一中時，我就對與生命議題相關的知識充滿好奇，亟欲深入探索，這也促成我選擇「非賺錢科別」的人類遺傳醫學領域研究。遺傳學領域浩瀚無邊，可說是知識上的寶藏，雖然也是最無法賺錢的科別。

一旦帶著強烈的興趣與好奇心，那麼在醫學領域裡將收割不完。我記得那時候學校圖書館的藏書很少，只要與遺傳學有關的書我幾乎通通看完，其實當初也沒特別留意，直到離開台大醫學院之後，有一天，因為一個教授也對遺傳學有興趣，去圖書館借書，那時借書要在書後面的借書卡上簽名，他說：「奇怪，怎麼每一本都是李明亮、李明亮，這個李明亮究竟何許人也？」我記得那位是眼科的洪伯廷教授，大概七十多歲了。

從當學生到出國進修、研究、臨床工作、教書，從以前到現在、到昨天，我一直沒有離開過這個領域，依然持續守在遺傳醫學領域內。

我很幸運，毋需承受經濟方面的壓力，不需要負擔我父母和岳父母兩邊的家庭經濟重任，也因此我一輩子的人生抉擇，想走哪條路、研究哪個領域，都跟錢無關。我對物質的慾望很低，吃穿都很簡單，到現在，還是開著小小的TOYOTA（豐田）車子，我也從來沒有為了賺取私人收入而看病，即使在美國，也沒有在外面開業賺錢，總是一直在教學系統上看病，在醫院當教授教書。我當然無法強求其他人不要受困經濟因素放棄自己的理想，畢竟每個人情況不同，我真的很滿足，也無興趣追求名位。

早期台灣經濟雖然不是很好，可是我們班上有很多同學在選擇科別上，也不是著眼於經濟或收入，而是持續為自己的理想或興趣打拼。我認為，生活不能太安逸。

醫學教育的傳承也是如此。

我台大畢業後即出國深造，前往美國杜克大學完成小兒科住院醫師的訓練，之後取得邁阿密大學生化學及分子生物學哲學博士學位，並在一九六九～一九七一年間拿到Helen Hay Whitrey研究獎學金，到英國劍橋大學MRC分子生物研究所擔任博士後研究員，一九七二～一九七六年間在邁阿密大學擔任助理教授。接著又前往約翰霍普金斯醫院在McKusick Victor門下擔任研究員。隔年，旋即回到新紐澤西州立醫科大學擔任小兒科副教授、遺傳醫學科主任，再升到小兒科教授與榮譽教授。在這段期間，我經常回台灣講學，逐漸與台大小兒科建立深厚關係。

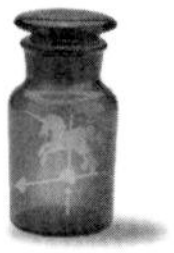

實現異想

放棄安逸的生活，回台償還情感債

在美國生活三十年，當時我五十六歲，也已取得永久教授職位，心想離退休還有十年，應該還可以做一些事。經過一番考量，決定應證嚴法師邀請，回台灣創辦慈濟醫學院，把三個女兒放在美國，帶著太太回來。

這決定當然會對我的生活產生很大影響。其實這也是一個選擇，經過判斷之後決定做這個選擇，不管好壞，自己都得承擔，不可以埋怨別人。回台灣，是我認為有意義的決定。

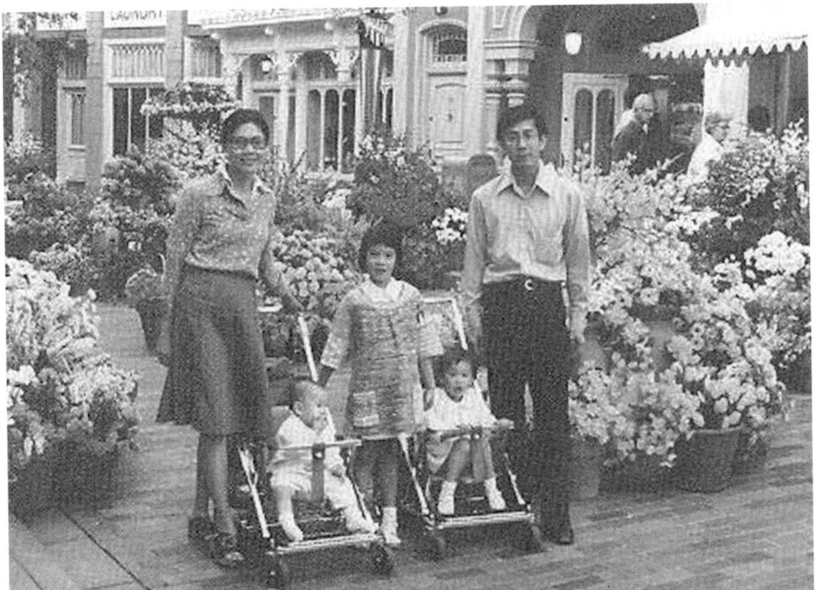

1976年4月李明亮全家於迪斯耐樂園合影。
（照片提供／李明亮）

當然，我也可以選擇不回來，端看自己認為什麼比較重要，有無必要放棄所有別人稱羨的一切。如果認為在美國安安逸逸過日子比回到自己生長的地方做一些有意義的事還重要，就不要回來。如果認為台灣依舊是自己的原鄉，我在這兒出生、成長、受教育，花很多納稅人的錢，那時國立大學都是納稅人的錢，當自己的能力與經驗累積到一個程度時回來，就當是還債。如果用比較好聽的說法是奉獻、貢獻故鄉，也可以說是還債，不是還有形的錢財，而是心理上、情感上的債。

五十六歲回到台灣，算得上已經達到事業的巔峰，各方面的經驗或智慧，十八般武藝樣樣都學得差不多了，儘管體力開始往下降，可是歷練、經歷、學術等都正值人生巔峰期，可以做點事情。

建立遺傳疾病診斷的基本架構

在美國定居達三十年之久，我很清楚，即使在美國，遺傳醫學領域也不是熱門行業，醫生無法靠此賺錢，這是絕對不賺錢的醫學。

回台後投入慈濟醫學院的籌備工作，並擔任慈濟醫院優生保健中心主任及慈濟大學校長。那時候我注意到國內遺傳學發展尚待起步，尤其遺傳疾病病況非常複雜，醫生不只是看這個病人而已，還包括病人一整個家族都需納入問診考量，可以說，看一個病人等於看一個家庭，在既有的健保體制之下，若選擇走這條路，生存極為不易。

我在慈濟建立遺傳門診，每星期二早上預約三～四個病人，每位病人看診時間大約四十五分鐘，不接受當場掛號。看診之前的準備工作很重要，必須相當仔細。首先，由一位曾在美國接受二年訓練的遺傳諮詢員負責與病人及家屬進行初步溝通，內容包括就診目的、看診期望、家族史、過去病史等資料準備，也跟病人解釋看診流程及模式。之後會有一個非正式的門診前討論，包括fellow也會參與。大約一星期至十天後，每位病人都會收到一封信，用很口語的方式翔實記錄當天門診的摘要、疾病名稱、各種檢查結果、治療及建議事項、後續追蹤方式和日期，一定要讓病人十分清楚醫療過程。

我在慈濟看一個病人，健保大概兩百五十塊，如果是十多年前在美國，一進入我的辦公室，就是三百元美金。從這個角度想，遺傳醫學只能在大醫院存活，醫生最好還能兼看其他科的病人，否則多數醫院管理者得考量營運成本，這科的門診量絕對是倒數，怎麼競爭生存呢。

所以我回台灣後，就打算將相關資源組織整合起來，因而催生成立「人類遺傳學會」，藉此希望遺傳學能得到專業、資歷的認證，成為被學界承認的次專科。甚而，逐步建立花東遺傳學中心，在慈濟醫院建立遺傳疾病診斷的基本架構，包括染色體實驗室、遺傳生化檢驗室與分子生物學研究室。

在國外，遺傳研究多以大學為立基，得以有足夠的資源發展研究教學。國內除了染色體研究之外，常見的是新陳代謝等，譬如蠶豆症、海洋性貧血，一般說來遺傳學比較落後，這部分台灣還有相當空間要加強與努力。

雖然健保涵蓋這部分愈來愈完整，但仍有改進的空間，要知道這是社會公益的問題，許多罕見遺傳疾病大多屬於隱性，你我的小孩都有可能發生，不能說這與自己無關，大家應該把這當成社會公共的疾病與負擔，尤其當社會發展到一定程度之後，稀有疾病要從人道醫療的角度看待。如果能得到社會與政府更多的支持，調整健保財務結構，讓走這條路的人（遺傳醫學專家）不需要那麼艱苦。

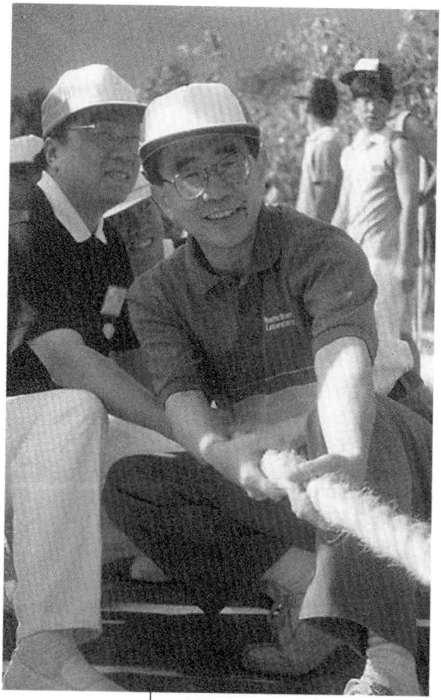

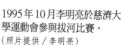

1995年10月李明亮於慈濟大學運動會參與拔河比賽。
（照片提供／李明亮）

堅持每個生命都應該被尊重

這麼多年以來，我始終沒有改變的信念是，不論年齡、性別、社會地位、階層，每個人都應該被平等對待，我認為人是equal（平等）的，每個生命都應該被尊重。從做為一個human being（人）的觀點來看，我認為對的就去做，該做的就放手去做。決定當衛生署長或接下抗煞總指揮，我始終秉持如此想法。

曾有人問我，為什麼要接下SARS那樣沉重的任務？當總統找我談之後，當天我跟黃富源（前衛生署副署長）說，你幫我準備安眠藥，我知道我一定睡不著，果然連續三個星期，我每天靠安眠藥入眠。難道我不知道這責任有多重大，對身體的影響有多大嗎？可是，該做的就去做吧。當整個國家的安危繫在你的肩膀上，一不小心，整個國家可能會倒掉，如果自己也懷有強烈責任心的話，那根本不可能睡著。

那段時間我的血壓一直壓不下來，起初自己也沒發覺，直到有一次記者招待會，陳建仁署長說：「我開那麼多會，從來沒有開過一次會，是主席一邊量血壓，一邊主持會議。」現場情景就是護士一邊量血壓，我一邊開會，真是在搏命。當疫情最緊繃的時刻，沒日沒夜，大小會議不斷，有時甚至連續十多小時馬拉松式開會，搞到後來腰椎出問題，連站都站不起來，只好靠柺杖支撐。那時真的只能跨步往前邁進，其他都已經無暇思考了。

這就是，你相信什麼，你就會努力去做什麼。

前前後後負起總指揮重任約兩個半月，抗煞結束，行政院長說要付我薪水，我回問：你要付我多少？這該如何計算呢，所以我說不用付，我完全不支領薪水，純粹當義工。我台北沒有住處，當時倉皇被徵召回國，我去找陳郁秀（文建會主委）商量，跟她租房子，房租也是我自掏腰包。

至少我可以對自己說，在國家最危急的時刻，我將自己全部交給國家，義務幫忙，全力以赴。假使國家付給我幾十萬好了，我也不會因此更富有或怎樣。還有朋友開玩笑地說：「我還不知道你這麼富有！」我說，這不是富有不富有的問題！我對得起自己。

我一貫地堅持，不論做什麼，尊重生命是首要前提，平等看待每個人，努力往前做。我認為該做就去做，不必想太多，當初要出來當衛生署長也是如此，不然我當校長

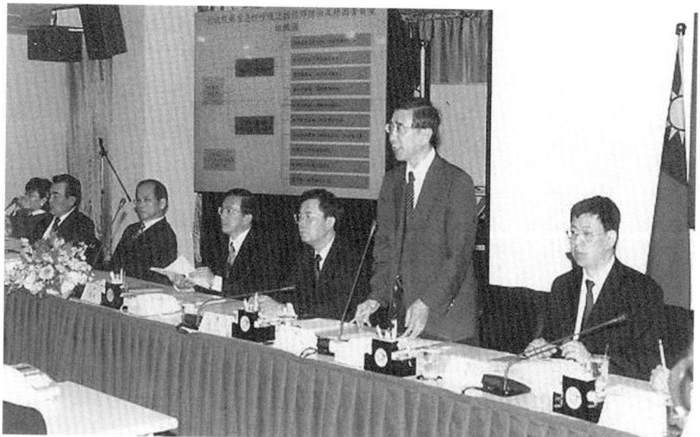

2003年5月，SARS時期，陳水扁總統巡視指揮部時，報告疫情現況。（照片提供／李明亮）

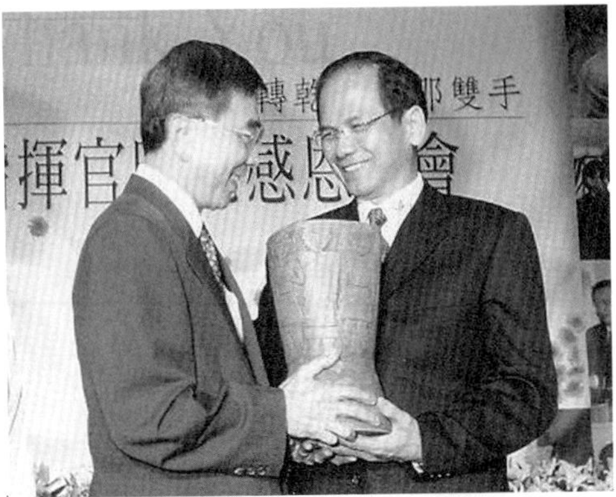

2003年7月，SARS後期，行政院長游錫堃在行政院舉行盛大感恩會感謝李明亮。（照片提供／李明亮）

好好的，幹嘛出來，當校長可以罵別人，當署長還得接受立委質詢，被別人罵。當然我不罵學生的，雖然我有權可以罵。你要選哪一個，我選擇被別人罵的角色。

生命的意義究竟是什麼？也許我看過很多很多書，卻沒有特定一本書或一句話變成我這個人，而是書、理念、感受或學問點點滴滴累積成生命的一部分，細胞的一部分，因而逐漸形成我的生命觀。

航向未來

現在比年少時更珍惜生命

有一本貝多芬的傳記，最後一章的最後一句話，帶給我極大震撼，到現在仍印象深刻。書裡面提到，英雄的定義是什麼？就是盡你的力量。不論販夫走卒、達官貴人，不論做什麼，盡你的力量。不一定要當拿破崙或艾森豪才能成為英雄，平凡的一個人，只要盡一己力量，那就是英雄。

看完後我不斷思考，為什麼貝多芬的傳記會有這樣的結尾？在音樂史上，貝多芬是絕對的英雄，他才華洋溢，令人折服，然而更重要的是，他一生不畏挫敗，與乖戾命運搏鬥、奮戰，若暫時拋開受世人肯定的音樂成就，他的的確確堪稱為英雄。

從很小的時候他就聽不見了，如果發生在一般人身上，不免怨天尤人，責怪老天爺為什麼如此對待。但是，貝多芬用超乎常人的毅力與決心接受生命嚴酷淬礪，即使步入生命末期，從音樂中根本無法聽出他身體正承受巨大折磨與苦痛，他的作品第一三二號，弦樂四重奏最後一個段落，張力之強，簡直無法想像其生命力可以這麼旺盛、撼動人心。

每個人反思或觀看生命的方式不同，對我而言，年輕時候的我跟現在相比，也有很

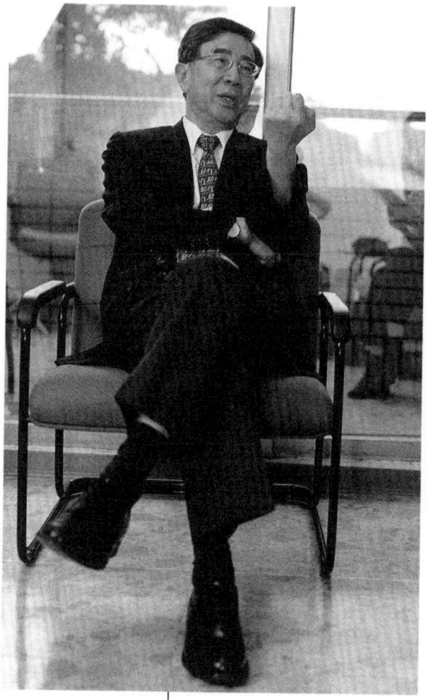

2004年接受本書採訪。
（攝影／豆照勳）

大的改變。

我從醫學生時代就專注在小兒遺傳醫學領域，對生命的誕生與結束，感受甚深，其中最大的改變是，更願意珍惜生命。例如，我們在醫院幫病人或產婦做羊膜穿刺，在我年輕時期，如果發現母體內的胎兒是個唐氏症兒，毫無疑問，我必然是要病人拿掉，不要讓這個品質不佳的生命出來。可是現在，如果發生相同情況，我的態度截然不同了，我不再建議病人拿掉，應該讓這個生命誕生。

為什麼會有這樣的改變？我不斷自問。

原因是，我愈來愈能感受生命的可貴，對生命的認知也慢慢發生轉變，尤其當年紀大到一個程度，更格外感受到生命實在有限，日子剩下不多了，對生命特別願意珍惜，或許可說是對生命深度的了解有了不同。

決定拿掉與不拿掉之間，有各種考量或理由，所以我跟學生說，不要以為只有你有答案，或堅持自己的答案才合理、正確。你不是我，因此你不知道是你對還是我對，即使同一個人，昨天的你跟今天的你已經不一樣了，究竟是昨天的決定對？抑或是今天的決定正確？我不知道。如果真如此，那如何知道是你對還是我對？當然有些事可以很清楚界定對錯，可是還有很多事不是只有錯跟對這麼簡單二分，中間有塊灰色地帶可以討論，有關生命價值的議題，特別是如此。

我這裡特別指唐氏症，而不是其他染色體變異的疾病。我看過很多唐氏症孩子真的非常可愛，這樣的生命應該被接受、被尊重。當有些胎兒的生命品質真的很差時，你也可以有其他選擇。

送給青年朋友的一句話：用心

尊重生命其實也是尊重自己。

回台灣當校長，有很多機會跟年輕朋友相處。現在年輕人很聰明，也享有更多資源，雖然整體學習環境比起我們這一代優渥得多，可是在學習態度上還是有很多地方需要加強。我最想送給青年朋友們一句話就是「用心」。

我一輩子做任何事都很用心，可是我從來沒有把這兩個字結晶化出來。到了慈濟大學任教，經常聽到證嚴法師反覆強調，不論做什麼事都要用心。這至為重要，不論自認有多聰明。老實說，絕頂聰明的人很少，年輕人如果不用心，只想靠天掉下來的東西，forget it（算了吧）。我當年唸醫學院時甚至可以不抄筆記，順利應付各種考試。但不論聰明與否，最重要是做事情要很用心、全力以赴，這是基本態度的問題，與聰不聰明無

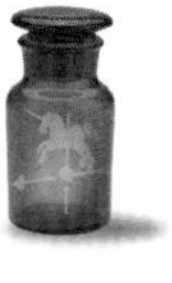

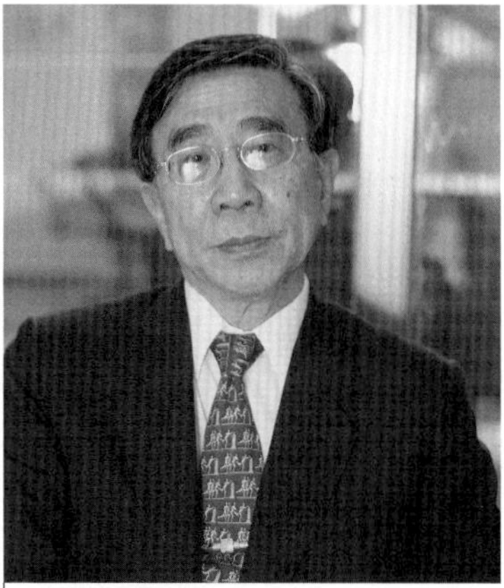

2004年接受本書採訪。
（攝影／豆照勳）

關，不要仰仗自己頭腦好，自視甚高不願意努力，課不好好上，工作也不好好做，只想要cut corner（走捷徑）。

現在比較少學生願意出國留學，總想趕快賺到大錢、卡位置。即使社會大環境經濟不好，出國留學，仍然可以靠雙手生活啊！現在環境差，有比我們那時候差嗎？那時我們出國唸書也沒有足夠的錢可以帶出去。我出國整整八年後才回來，因為根本沒有旅費啊！我經常笑說，八年抗戰也不過如此。那時幾乎每個留學生的情況都是這樣，我絕對不是例外。不像現在學生，過年或寒暑假，每年都可以回來。

要做與值得做的事太多了

從美國回台灣後，對我而言，生活衝擊最大的是，老百姓守法的觀念，尤其是交通狀況，到現在我還不是很適應，所以我在台北不開車，回到花蓮才開車。

抗煞期間，我遇過很多很困難的事情，覺得最困難的是與媒體溝通。在那樣一個草

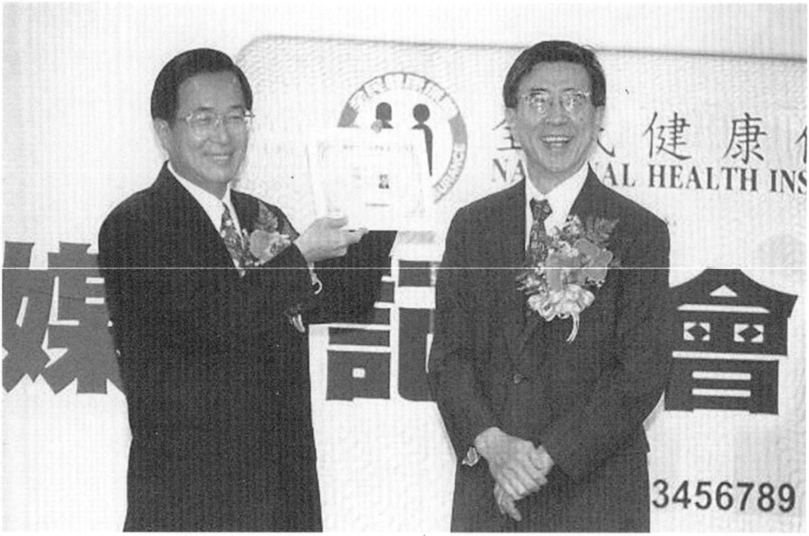

2003年IC卡正式上路召開記者會，陳水扁總統為IC卡第一號。（照片提供／李明亮）

木皆兵、疫情繃到最緊的時候，任何一個閃失都可能引發嚴重後果，可是媒體卻常常沒有傳達出正確的訊息。深切體認媒體特質之後，現在我不看報紙，不看電視，不聽廣播，除了颱風消息之外。我這麼大的歲數了，沒有時間去看報紙寫得對不對，要做且值得做的事情太多了。

未來，要把醫療政策科學化

台灣民間社會充滿豐沛活力，可是時常也太過政治化，高居上位者與在下位的老百姓都應重新思考與面對這幾年瘋狂的政治癡迷，每一個電台、電視台每天都在叩應，二〇〇四年的總統選舉才剛選完，旋即討論二〇〇八年的總統卡位戰，每個電台都在評論，每個人都儼然是政治評論專家。有時我會想台灣人對政治最熱衷，民主素養卻有待加強，就如我們台灣人嗜買嗜戴最好的手錶勞力士，卻常常不守時間。

我即將七十歲了，結束抗煞後我不想再擔任任何公職。其實還沒當衛生署長之前，在慈濟當校長的時候就想退休了。目前僅僅在台北我有三個辦公室的工作，還不包括花蓮慈濟大學那邊。我幾乎每個月都得出國，光是調整時差，身體就相當吃不消。讓我更體認，要更有效去應用這有限的時間。

未來這兩年，我打算要在國家衛生政策研發中心建立組織架構，這裡隸屬國衛院底下，目前涵蓋有醫療保健組、論壇等，合起來成為一個中心。主要的任務與使命是，把醫療政策科學化。

國家制定任何一個醫療政策之前，不是隨便說說就做的，必須經過嚴謹完整的科學論證，從找資料、分析與評估過程，然後才制定成政策，予以施行。這是一個政策中心應該扮演的角色，當作國家衛生政策或中央的智庫，估計還需要一兩年時間慢慢轉型，等建立起來之後我就要離開，過以自己為主的生活。

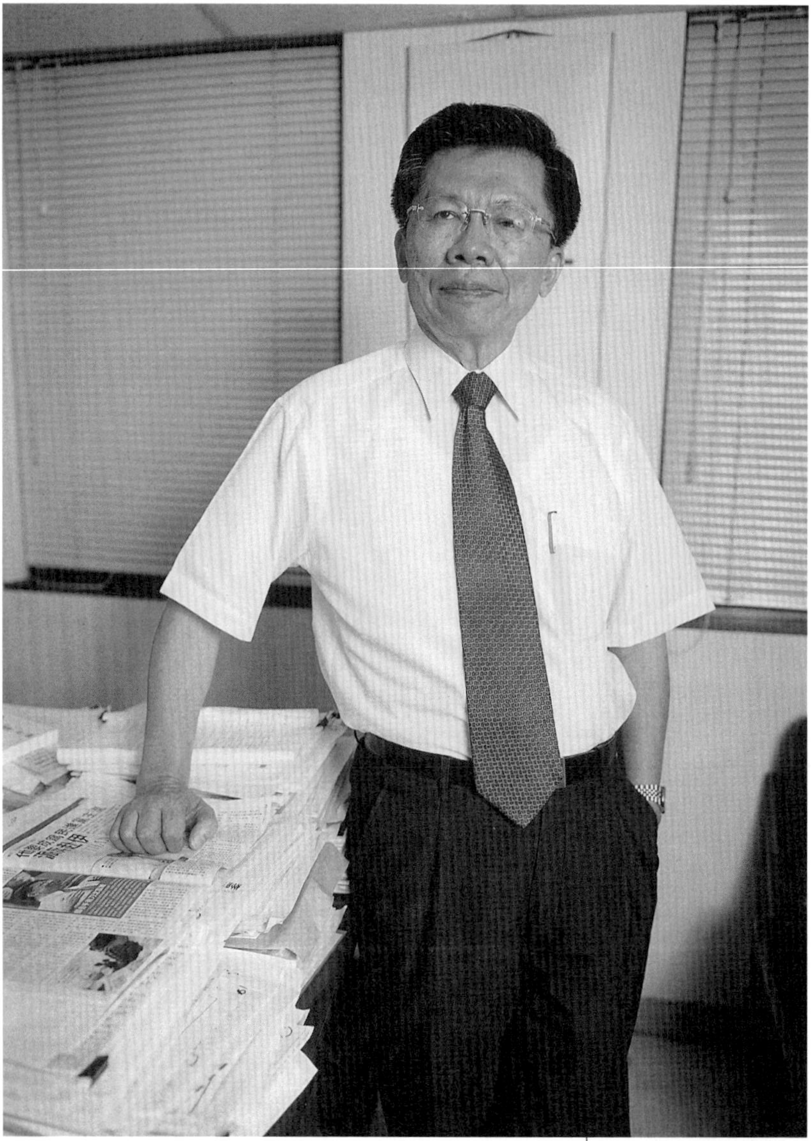

2004年接受本書採訪。
（攝影／豆照勳）

政治生涯不是夢

沈富雄

沈富雄　口述　李盛雯　採訪整理

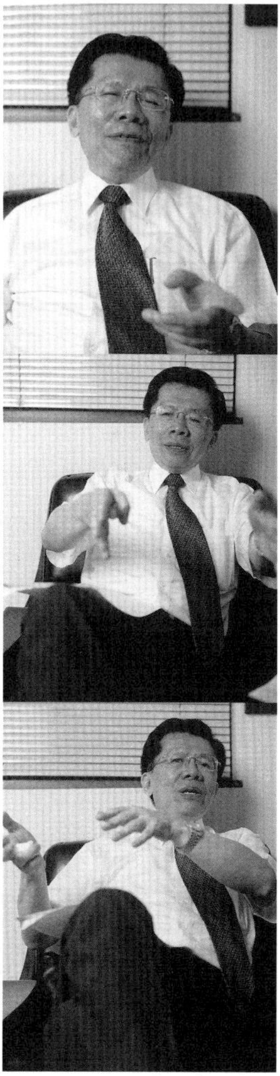

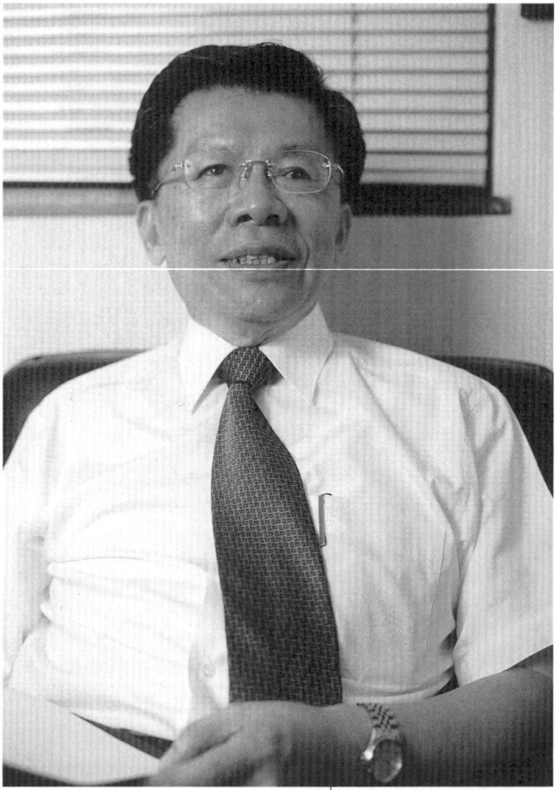

2004年接受本書採訪。
（攝影／豆照勳）

沈富雄

學歷：美國加州大學舊金山醫學中心藥理學博士、美國華盛頓大學醫學院腎臟科後博士
台灣大學醫學院醫學系、省立台南一中

現任：立法委員、正義連線榮譽會長、首都文教基金會董事長

經歷：中華民國海軍玉山軍艦軍醫官、美國梅約醫學中心（Mayo Clinic）住院醫師
美國華盛頓大學醫學院副教授、美國西雅圖榮民總醫院血液透析中心主任
高雄長庚醫院內科及腎臟科主任、創辦台安醫院血液透析中心
台灣醫界聯盟共同發起人

証照：中華民國律師高等檢定考試及格

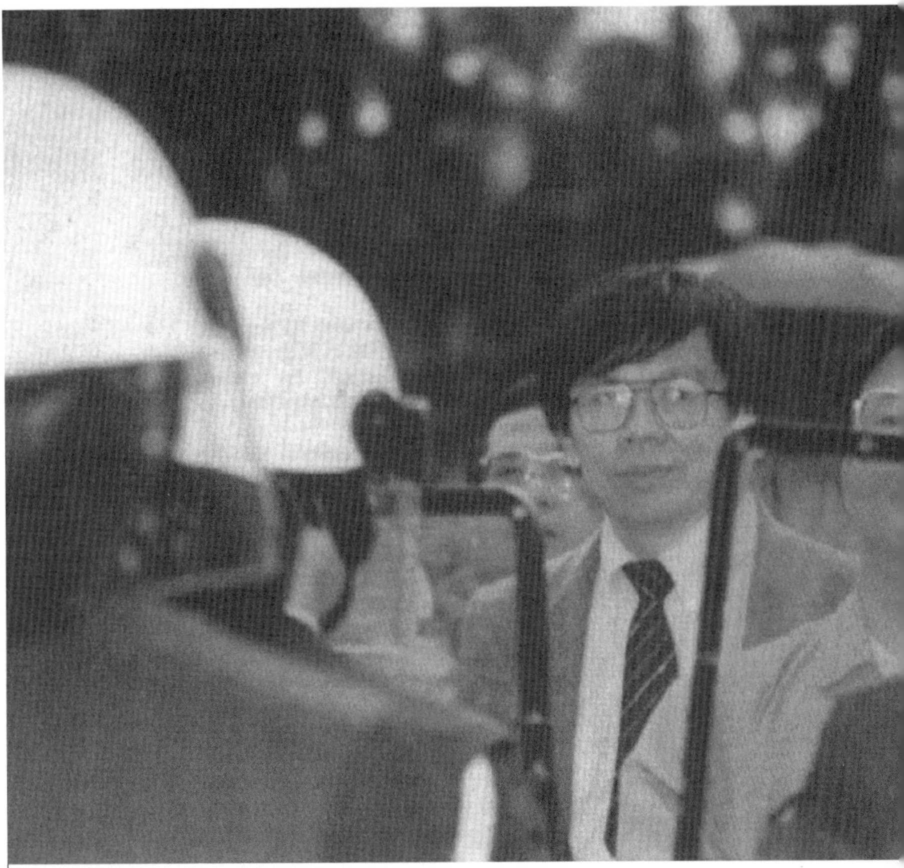

1992年參選立委，橫眉冷對
鎮暴部隊。(照片提供／沈富雄)

踏入醫學

政治是我的正道，學醫是我的歪道

我一生的道路，小時候就決定了。從那一刻開始到現在為止，我只有一個目標，為社會國家、斯土斯人，奉獻我的心力。

那一刻究竟是什麼時候？大約是小學二、三年級、十歲左右吧！人總要有個志向，知道自己未來要做什麼，而政治，始終是我的康莊大道。

憑心而論，國民黨教育對我的影響很大。在那樣的威權時代，我的小學老師，一天到晚要我參加演講比賽、作文比賽，灌輸黨國思想、以天下興亡為己任。不管他的動機，對一個十歲的孩子，那確實產生了影響一生的長遠作用。直到我今年六十六歲了，我的腦子裡還是充滿了：一定要服務社會、貢獻國家的想法，不要只想著自己的利害。政治這條路就是我的正道，而學醫是我的旁路、我的歪道。

有些人走上歪路，挫折感恐怕很大，也許留級、也許退學、也許勉強畢業，然後在別的地方發揚光大，例如台大醫學系畢業卻創辦了健康世界雜誌、成為作家的王溢嘉。

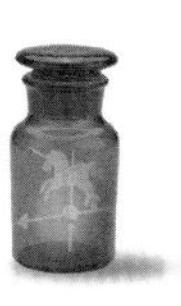

但我不是。我還是個乖孩子。即使是我不願意走的路，我還是像陳水扁常講的那句話：做什麼，像什麼。我不能辜負父母的期望，縱然心中一百個不願意，也不能白白糟蹋學醫的機會，必須學得有模有樣。所以直到現在，我在國內外醫界，都是一個很好的醫生，我所發表的論文、研究的創見，都還過得去。

我出身在一個貧窮的年代。窮，迫使我非念醫科不可。當時有保送制度，台南一中保送台大的名額有七人，前三名可以進台大醫科。我們前後十幾屆的前三名，可以保送醫科而放棄的只有三個人。一個是耶魯回來的台獨大師陳隆志，一個是前台南市長張燦鍙，一個是駐加拿大辦事處處長陳東璧，分別念了法律和化工。他們當時是絕無僅有、有膽量敢不念台大醫科的奇葩。那年頭，連考都不容易考上，更何況擁有保送的機會，有資格去念，卻竟然違背家族的期盼、辜負鄉親的期待。這需要很大的勇氣。

在關鍵時刻，選擇成全父母期望

我一生都是個很有勇氣的人，唯有在那樣的關鍵時刻，我沒有勇氣說不。高三下學期，我連問都沒問過父親，黯然神傷，送出志願單。雖然他從來沒有明白講過，但是我知道，台大醫科就是他和母親最大的願望了。

進入醫學院之後，我認為自己並不是當醫生的料子。當醫生應該天生喜歡或是家裡有淵源，我都沒有，我的個性也不適合。小時候，看到流血就會昏倒。有一次，妹妹跌倒了，膝蓋有個傷口，我抱她到路口的醫院去縫合，結果抱不到半路，妹妹還好好的，我卻臉色蒼白了。

我覺得要讓病人感謝，最好是當外科醫生，一個好的外科醫生應該擁有鷹眼、獅心、猴手，台大醫院骨科教授侯勝茂改成了豹手、綿羊心。如果是綿羊心，我或許還有，但如果是傳統的鷹眼、獅心、猴手，其實我都沒有。念這行，套句老美的話，就是 It's not my cup of tea.（不是我會想喝的那種茶），不是我很想要的東西。但既然唸了，就不會浪費資源。然而，心頭一直念念不忘我的初衷，一個人應該要服務社會、貢獻國家，即使後來到了美國，雖沒有偏離本行，我的心卻無法忘情，這也是為什麼我在大一參加律師高等檢定考試的原因。

當時的制度不容許畢業以後再回頭念第二次大學，也不能同時雙主修。既然念了醫科，大概一輩子就沒有第二條路了。但後來我發現，也許參加高等檢定考試不失為另闢蹊徑的方法，可以讓我回到原先想走的路。高等檢定考試視同大學該科系畢業，同樣具備資格。這就是我參加高檢唯一的目的：也許，有那麼一天，我會回來。

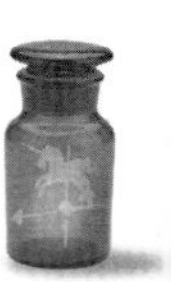

後來是否真的藉此回到我的本行?只能說，人生真的很難預料。走了一大圈，繞了半個地球，三十年以後，我又回到心心念念想要從事的行業，而這次的層級不同了。原本我只要能在法律的領域中執業 practicing law，就很滿意了，但我卻進入 making law 制定法律的領域，算是另一種不同的層次。

萌芽發展

從政，受了國父思想的影響

我為什麼喜歡法政?這仍然跟國民黨教我的國父孫中山先生那一套思想脫不了關係。國父有建國方略、建國大綱，規劃了北方、東方、南方三個大港，我一直認為，做這些事情能夠圖利的人民數目比較多，而病人每次只能看一個，而且這個病人我即使救了他，幾年以後回頭看，他還是走了，所以我認為法政才是救國救民的根本大道。人生難料，當年我做了鋪軌準備的工作，到頭來還是回到我一生夢寐以求的本行，就這點來說，我是很幸運的，回到我原先的興趣。

醫師這一行，即使並非志趣所在，只要不放棄，認真學，大概都能當得成，但能否變成非常精采的醫生，就不一定了。在學醫的過程中，我曾經檢視自己，知道自己比較喜歡動腦筋、大而化之、擅長推理，套句現在流行的話，就是宏觀調控，相對而言，細部作業就是我的弱點。例如，我原先喜歡研究內分泌，因為內分泌包括腦下垂體、甲狀腺、腎上腺，控制全身的電解質、體液等，這種控制經過數百萬年的演化，其間的嚴謹，恐怕全世界所有的自然科學、社會科學都比不上，上帝的造化幾乎都在人體中展現了成果，但是我到美國選科的時候並沒有選內分泌，因為我是個務實的人，明白自己是窮人家的小孩，好不容易花了這麼大的精神成為醫生，如果念內分泌，將來唯有當一個實驗室桌前的研究者才可能有發展，想要當醫生是不保險的，因為內分泌科醫師沒有不可取代的獨特性，於是我就不敢選內分泌，而選了和內分泌類似的腎臟科，也屬於宏觀調控，但卻有一技之長。

學醫過程中，有件事始終困擾著我。有些同學很厲害，用手摸肝臟，他就可以分辨三個手指的肝臟腫大和四個手指有何不同，我們的老師宋瑞樓教授就很在意這方面，可是我一摸再摸，都無法分辨，那年頭又沒有超音波，哪像現在，有了超音波，管他三指、四指，就算五指也都能正確分辨。那時候，如果老師摸了認為是三指，我摸是兩指或四指，老師的臉色會很難看，認為你很差勁。我很懊惱，為什麼我總是摸的跟老師不一樣？但這還不是我最困擾的，真正最傷腦筋的是聽心臟的雜音。什麼舒張的雜音、收縮的雜音，都令我感到心煩，也沒有仔細分辨其中的差別，不知不覺有點逃避，越逃避就越沒有信心。直到發生診斷砂眼事件，我才知道如果我用心，其實也可以有好表現。

醫科畢業後，在分發到軍中前，有段為期一個月在芝山岩衛勤學校的短期訓練，課程之一是實際操作檢查砂眼，每人分到十個阿兵哥。我心想，這次一定逃不掉了，所以就很認真學，結果拿了滿分。這次經驗讓我體認到，這種必須細心而且要動手做的事情我並不是學不來，而是不喜歡，否則以我的企圖心，我應該選心臟科才對，但我就是無法面對，萬一我聽錯了心音，該怎麼辦？如果我使用導管時穿破了病人的冠狀動脈，又該怎麼辦？在這方面，我記得專家們曾經爭論過，教育孩子，到底是補強他的缺點呢？還是忽略弱點、發揚他的長處？我認為發揚長處比較有用，至於缺點就不必特別補強了。做父母，野心不需要這麼大。雖然我的父親，對我的期望是超乎常理。

在民國九十三年六月十一號，「勞工退休金條例」終於通過了，那是躺在立法院十四年沒有辦法通過的法律，一共五十八條，其中的三十九條，是我當主席的時候，一手推動的，我將兩個無法相容的制度合併在一起。去年第一條通過時，我剛得了心臟病，幾乎沒命，從鬼門關回來，在加護病房住了四天，出院隔天就回到委員會，前後發言二十幾次；最後一條協商通過，卻剛好是我父親出殯下葬的一週後。實在感慨萬分。

父親對我的期望——拿諾貝爾獎、賺大錢

我爸爸今年九十三歲，在五二〇當天過世。他的教育程度只有小學，對錢看得很重，卻沒賺到什麼錢。他對我的期望，卻真的是超乎常理。首先，他希望我想辦法拿到諾貝爾獎，當然我做不到；第二是要我當醫生賺大錢，醫生我是當了，至於賺大錢，按照他的定義，就是回到故鄉台南，先在省立台南醫院看診，當到主任，網羅一定數量的病人就出來開業，然後賺錢、買樓、繼續賺錢、繼續買樓；在他心中，他認為最成功的就是台南的郭婦產科，如果我也能那樣，我爸爸一定會很快樂，這一點我也辜負他了。

我選上立法委員，他心中應該覺得，嗯，這個兒子還不錯，去年他跟我說：「你嘛，也做了四屆了，甭做了吧！」他不會了解做立委在幹嘛，因為大部分的立委確實是不足稱道的一個行業，但是他沒想到，我是不一樣的立法委員。

「勞工退休金條例」通過，朝野在這個法案用過心的委員，都有機會上台發言兩分鐘。我就說：「我要對我那剛剛過世、剛剛將他下葬的父親說，其實你不知道我們立法院在做些什麼，但是我要將這個獻給你，希望告慰你在天之靈，希望你安息。」

父親是小學第一名畢業，他的同班同學，因為家裡有能力栽培而念醫科的，後來家境翻身，就跟我們家完全兩樣。父親是一世人失栽培。他的喪禮，我只通知了至親家人和他的兄弟姊妹，整個出殯儀式非常簡單。沒有發訃聞、沒有公祭，我將他從奇美醫院直接送到山上，完全不驚動任何人。從山上回來，在一家素食餐廳，我請我的叔叔們吃飯，我說：「其實父親沒有念醫科也好，如果他念醫科，想必會娶一個有錢人家的女兒，那就不會是我母親，也就沒有我了。」

母親是標準的賢妻良母。她不像父親是第一名畢業，但也是前三名。她非常會照顧我們這些孩子。如果光看我們的衣著或是便當菜色，班上同學沒有人會看出我們是窮人家的小孩。每天中午，便當蒸熱之後一打開，同學會驚呼，哇，你怎麼吃這麼好！我們的衣服燙得整整齊齊，鞋子漂漂亮亮，鉛筆盒打開，十枝鉛筆尖尖的，寫字寫禿了，放一邊，換一枝再寫，一天裡頭十枝總也用不完，到我小學畢業，都還不會削鉛筆，因為都是媽媽削的。

清晨五點，母親已經起床煮稀飯，我們六點半起床，一定有熱熱的稀飯可吃；她怕稀飯太燙，我會來不及吃，於是將一碗碗的稀飯浸在放了冷水的臉盆中，讓稀飯保持溫度又不燙嘴，我接連吃二、三碗，都可以馬上入口。直到如今，不管菜色好壞，只要是熱騰騰、剛起鍋的飯菜，就是我的人間美味、人生一大享受。我的母親，雖然只有小學畢業，卻是這樣能幹的一位婦人。

瘋狂閱讀，彌補幼年家貧無書的缺憾

小時候窮，家裡沒有報紙、沒有收音機，連一本書都沒有。我小學念南師附小，到圖書館看書，有一次，將一本書弄丟了，圖書館館長說：「沈富雄，你把書弄丟了，那，你從家裡隨便拿一本書來抵好了。」他萬萬想不到，我們家裡真的是沒有書可以抵，不得已，父親帶著我到書店林立的台南民權路，在一家叫做「興文齋」的書店，挑了一本「鄭成功」，買下來，帶到學校交給圖書館的管理員。和那些家裡有很多藏書、父母學問又好的外省小孩相比，我們家，一無所有。為了那本「鄭成功」而平白多花了父母一筆錢，我小小的心靈暗自懊惱了好幾個月。

或許天性使然，也或許基於補償心理，我非常喜歡閱讀，可以說crazy for knowledge，對學問、對知識的追求比一般人更飢渴。在家裡沒有報紙沒有書的年代，只要是白紙黑字的東西，我都會拿來閱讀。

連媽媽到菜市場買魚，用來包魚的、帶有腥味和魚鱗片的報紙，也是我閱讀的對象。隔壁鄰居第六家的碾米廠是附近家境比較好的人家，他們有報紙，我都會去借報紙來看；到了人家門口，如果報紙已經丟在一邊，我就會說：「頭家，跟你借一下報紙！」但如果人家還在看，我就摸摸鼻子回家了，哪好意思借呢？我現在一天起碼看十份中英文報紙，早上八點半前全部看完；星期六、星期天，五點半就到隔壁的7-eleven買報紙，六點就把所有報紙看完了；周刊性質的雜誌，青島東路辦公室附近的書店大約週四下午三點上架，五點之前，我也看完了；月刊上架的那一天，下午我就買了，第二天不但看完，連內容都背起來了。

大學時代住宿舍，在餐廳搭伙，白飯沒有限制，菜只有兩樣，一樣是純蔬菜，一樣是加了肉絲的青菜。我擔任宿舍的伙食主任委員，老闆很厲害，他知道我是主委，舀菜的時候，可以感覺他會特別多舀一點給我，有特殊待遇，我跟他說：「老闆，不要這樣，你這樣的話，我們下次重新選的時候，就把你排除在外。」他就不敢了。我這種很正義、很正經的性格，從小就定型了。

我覺得學醫和從政是互動的，觸類旁通，一以貫之。和我其他從政的同仁相比，自認比較科學、比較客觀，容許自己犯錯的空間比較小。我不像其他人，興致一來，講什麼都可以，我將科學客觀、求真求實的精神帶到政治上，這是醫學訓練帶給我的好處。

我喜歡宏觀調控，人體幾百萬年的演化，極端精密細緻，指揮系統和反應機制，不是單向，而是雙向，整個迴路非常完整，社會科學必須面對處理的也一樣，只是比較粗糙、需時較長。我常利用醫學的訓練，回頭來處理政治及經濟問題。

最自豪的兩項醫學成就

我學醫之後有兩項小成就，是我比較得意的。一九七〇年代，雷根在位，我在美國醫學會雜誌發表一篇文章，是當期的第一篇leading article，題目是「鈉離子代謝的供應面經濟學」。鈉離子在人體血液中的量若過高，等於經濟學中的貨幣供給量太高，結果是產生通貨膨脹，在人體就是血壓太高；但如果失血，鹽的攝取過低或小便中鈉離子流失太多又無法及時補充，人體會休克、頭暈、無法站立，在經濟學就是不景氣或景氣蕭條，這種將鈉離子的總量和景氣的榮枯加以聯結還不算頂漂亮的一面，最精采的是將人體肝硬化的腹水現象比做「停滯性通貨膨脹」，我還將經濟學和人體循環中的許多指標做了漂亮的比較表。文章發表之後，負責掌管雷根總統預算的行政管理和預算局主任David Stockman特別寫了一封信給我，稱讚我寫得非常好。我後來發現，美國芝加哥大學拿過諾貝爾經濟學獎的傅理曼（Milton Freeman）在一本著作的最後一章也提到腹水

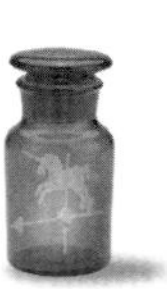

和經濟現象的關係，證明英雄所見略同，只是他對人體方面的功力和造詣沒有我好，所以寫得也沒有我出色。

第二件我在醫學方面的貢獻和洗腎有關。一九六〇年代以前並沒有所謂的血液透析，二〇〇三年過世的華盛頓大學Scribner大師，發明了連接動脈和靜脈、連續洗腎的方法，我正是Scribner的關門弟子。他發明了一個係數，認為洗腎係數一．〇就夠了，基於這個觀念，他們認為腹膜透析是可行的。腹膜透析的鼻祖Tenchoff也是我在華盛頓大學的老師。

當時我收集了所有和洗腎相關的文章做評比，得出的結論等於挑戰，甚至推翻了老師的理論，我覺得Scribner的係數等於一是錯的，洗腎的劑量不夠，以此類推，腹膜透析是會失敗的；即使剛開始好像成功，但那是因為病人腎臟的殘餘功能在支撐，遲早有一天會歸零，到時候病人就撐不下去了，這些病人不是一下子死掉，而是慢慢枯萎而死，死的時候臉上還有笑容，因為他們不知道自己正一步步走向死亡。我預言，這套方法遲早會失敗，Tenchoff當然很不高興，Scribner也不高興，他認為我不應該在沒有足夠證據的狀況下做定論。

我既無法推翻他們，也不可能改變他們的治療方法，直到回台灣，才有機會證明。一九八六年我回台灣，在高雄長庚待了一年，然後轉到台北，跟台安醫院簽了十年合約，這是我一生中，行醫最快樂的時光，第一次領薪水不用看老闆臉色，而且不需要被人指指點點爭取研究經費，就可以觀察病人治療的結果而得到結論，證明我當初在美國的想法是正確的。

說起來是因緣際會。台灣病人的體重大約是美國病人的七成，一樣治療四小時，我們的病人必須除以〇．七，相等於五．七小時的效果；美國人體重又重，時間即使一樣多，相對卻是比較短；加上洗腎採三班制，在美國，如果三班都拉長，第三班幾乎過午夜，薪水和加班費都難以計算；由於牽涉層面複雜，除非有足夠證據證明劑量不夠，否則他們是不會因此而加班的；種種因素之下，如果在美國劑量是一．〇，那麼我在台安給的劑量就是一．七。美國平均一年透析病人的死亡率二十四％，台灣用同樣的方法，死亡率十八％，而我的方法，到了第二年、第三年，累積兩三百個病人的死亡率只有四％！我很快寫成報告在美國腎臟醫學會發表，但是老外不相信，說我專挑好的病人治療。我回應沒有啊，我才剛開始起步，沒得挑病人，而且我怕虧本，我要對得起台安的院長，所以我根本是來者不拒。後來事實證明我是對的，現在美國也將劑量提高了。

從事政治運動，義無反顧

我在美國當醫生，也從事政治運動，名列黑名單是意料中的事。那種心情就跟我選擇出國深造一樣，義無反顧。

永遠都記得，出國的時候，父母親從南部北上，在松山機場送我，我感覺到他們很傷心，好不容易將兒子栽培成醫師，多麼希望他回故鄉光宗耀祖、賺大錢，沒想到竟然什麼都不賺，當完兵就走了。我媽媽心裡有數，她說：「像你們這樣出國的，就好像斷了線的風箏，飛不回來了。」不用她說，我也曉得我不會回來。那一刻，生離和死別，沒有差別。

懷著生離死別的決心離開台灣，我打算不回來了，所以我在美國，毫不考慮，做我該做的事，至於後果會怎樣，不再多想。內心深處最不忍也不捨的是，有一天，當父母親過世的時候，我們是連奔喪都不被容許的。事隔多年，卻是造化弄人。我一九六六年出國，二十一年後，一九八六年，出乎意料，我竟然回來了。隨即，母親過世，所以有為媽媽送喪，我爸今年過世，高壽九十三，我也送喪了。人生，豈是可以料想的呢？

我不是個容易感到挫折的人，母親過世，卻帶給我無比的遺憾。母親比父親小三歲，走的時候才七十二歲。我回台灣，她最高興，畢竟等了我二十一年。我在高雄長庚工作，媽媽到醫院來看我，就在附近的一家餐廳，我請她吃飯；雖然我不像她想像的，變成一個有錢的醫師，但是她盼啊盼，還是將我給盼回來了。

然而相聚的時光如此短暫，就在我回來的第一年，五月份，母親過世了。不到一個月，弟弟過世了。我們家三個小孩，我就只有一個弟弟，一個小我十三歲的妹妹。弟弟頭痛了一個禮拜，準備去做電腦斷層，但是醫院的電腦斷層壞了，他在一個半夜，腦血管瘤破裂，劇烈的疼痛驚人，他忽然大叫一聲，那一瞬間，我失去了我的弟弟。一個月內，葬了兩個親人。內心有說不出的悲痛。

我人在美國，卻關心著台灣。那樣的年代，接連發生美麗島事件、林義雄滅門血案，我一腔熱血，馬不停蹄的示威、遊行，參加同鄉會活動、台獨活動。當時我是美國西北部、西雅圖、溫哥華一帶的領導人，也是少數面對美國媒體能將道理講得通的人。國民黨派了很多職業學生潛伏在校園中，他們領國民黨一個月兩百美金的津貼，不是筆小數目，代價是必須按月交報告，有時候沒報告可寫，也許就隨便捏造交差。所以我們

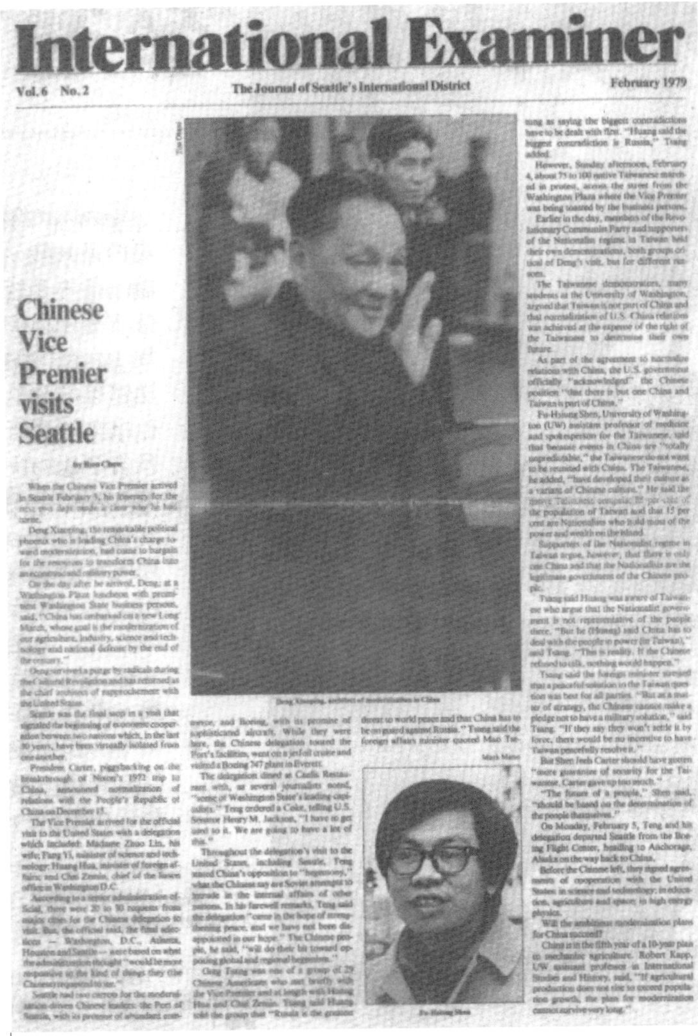

International Examiner

Vol. 6 No. 2 — The Journal of Seattle's International District — February 1979

Chinese Vice Premier visits Seattle

by Ron Chew

When the Chinese Vice Premier arrived in Seattle February 3, his itinerary for the next two days made it clear why he had come.

Deng Xiaoping, the remarkable political phoenix who is leading China's charge toward modernization, had come to bargain for the resources to transform China into an economic and military power.

On the day after he arrived, Deng, at a Washington Plaza luncheon with prominent Washington State business persons, said, "China has embarked on a new Long March, whose goal is the modernization of our agriculture, industry, science and technology and national defense by the end of the century."

Deng survived a purge by radicals during the Cultural Revolution and has returned as the chief architect of rapprochement with the United States.

Seattle was the final stop in a visit that signaled the beginning of economic cooperation between two nations which, in the last 30 years, have been virtually isolated from one another.

President Carter, piggybacking on the breakthrough of Nixon's 1972 trip to China, announced normalization of relations with the People's Republic of China on December 15.

The Vice Premier arrived for the official visit to the United States with a delegation which included: Madame Zhuo Lin, his wife; Fang Yi, minister of science and technology; Huang Hua, minister of foreign affairs; and Chai Zemin, chief of the liaison office in Washington D.C.

According to a senior administration official, there were 20 to 30 requests from major cities for the Chinese delegation to visit. But, the official said, the final selections — Washington, D.C., Atlanta, Houston and Seattle — were based on what the administration thought "would be most responsive to the kind of things they (the Chinese) requested to see."

Seattle had two carrots for the modernization-driven Chinese leaders: the Port of Seattle, with its promise of abundant commerce, and Boeing, with its promise of sophisticated aircraft. While they were here, the Chinese delegation toured the Port's facilities, went on a jetfoil cruise and visited a Boeing 747 plant in Everett.

The delegation dined at Canlis Restaurant with, as several journalists noted, "some of Washington State's leading capitalists." Teng ordered a Coke, telling U.S. Senator Henry M. Jackson, "I have to get used to it. We are going to have a lot of this."

Throughout the delegation's visit to the United States, including Seattle, Teng stated China's opposition to "hegemony," what the Chinese say are Soviet attempts to intrude in the internal affairs of other nations. In his farewell remarks, Teng said the delegation "came in the hope of strengthening peace, and we have not been disappointed in our hope." The Chinese people, he said, "will do their bit toward opposing global and regional hegemonism."

Ong Tsang was one of a group of 29 Chinese Americans who met briefly with the Vice Premier and at length with Huang Hua and Chai Zemin. Tsang said Huang told the group that "Russia is the greatest threat to world peace and that China has to be on guard against Russia." Tsang said the foreign affairs minister quoted Mao Tse-tung as saying the biggest contradictions have to be dealt with first. "Huang said the biggest contradiction is Russia," Tsang added.

However, Sunday afternoon, February 4, about 75 to 100 native Taiwanese marched in protest, across the street from the Washington Plaza where the Vice Premier was being toasted by the business persons.

Earlier in the day, members of the Revolutionary Communist Party and supporters of the Nationalist regime in Taiwan held their own demonstrations, both groups critical of Deng's visit, but for different reasons.

The Taiwanese demonstrators, many students at the University of Washington, argued that Taiwan is not part of China and that normalization of U.S. China relations was achieved at the expense of the right of the Taiwanese to determine their own future.

As part of the agreement to normalize relations with China, the U.S. government officially "acknowledged" the Chinese position "that there is but one China and Taiwan is part of China."

Fu-Hsiung Shen, University of Washington (UW) assistant professor of medicine and spokesperson for the Taiwanese, said that because events in China are "totally unpredictable," the Taiwanese do not want to be reunited with China. The Taiwanese, he added, "have developed their culture as a variant of Chinese culture." He said the native Taiwanese comprise 85 per cent of the population of Taiwan and that 15 per cent are Nationalists who hold most of the power and wealth on the island.

Supporters of the Nationalist regime in Taiwan argue, however, that there is only one China and that the Nationalists are the legitimate government of the Chinese people.

Tsang said Huang was aware of Taiwanese who argue that the Nationalist government is not representative of the people there. "But he (Huang) said China has to deal with the people in power (in Taiwan)," said Tsang. "This is reality. If the Chinese refused to talk, nothing would happen."

Tsang said the foreign minister stressed that a peaceful solution to the Taiwan question was best for all parties. "But as a matter of strategy, the Chinese cannot make a pledge not to have a military solution," said Tsang. "If they say they won't settle it by force, there would be no incentive to have Taiwan peacefully resolve it."

But Shen feels Carter should have gotten "more guarantee of security for the Taiwanese. Carter gave up too much."

"The future of a people," Shen said, "should be based on the determination of the people themselves."

On Monday, February 5, Teng and his delegation departed Seattle from the Boeing Flight Center, heading to Anchorage, Alaska on the way back to China.

Before the Chinese left, they signed agreements of cooperation with the United States in science and technology; in education, agriculture and space; in high energy physics.

Will the ambitious modernization plans for China succeed?

China is in the fifth year of a 10-year plan to mechanize agriculture. Robert Kapp, UW assistant professor in International Studies and History, said, "If agricultural production does not rise to exceed population growth, the plan for modernization cannot survive very long."

Deng Xiaoping, architect of modernization in China

Fu-Hsiung Shen

1979年2月，這是台灣人第一次近距離跟鄧小平示威，當時示威用的標語是Mr. Deng,welcome to Seatle, but stay out of Taiwan。沈富雄和鄧小平同時上了當地報紙。（提供／沈富雄）

去示威時都戴著面具，挖兩個洞露出眼睛，再挖個洞露出嘴巴，拿布條抗議時，頭戴面具，把自己從胸部以下用布條給蓋住。然而職業學生們會去照相，晚上回去再根據我們的臉型和下半身的褲子皮鞋，一一指認出我們的身分，然後報回台灣。

後來我索性摘下面具，因為戴著面具無法跟美國記者對談，而我是負責帶隊跟美國記者交談的。鄧小平到美國，我也帶頭去抗議，我和記者的談話，登上了紐約時報第一落的第一頁，報導中的前半段，寫我反共的原因，後半段寫我反蔣的原因，台灣報紙有翻譯，但只翻了前半段，不見後半段。

從我十歲開始就認定唯有從政才是我的正路、我的本行、我的cup of tea；我學醫是因為我太會唸書了，有保送制度，又是窮人翻身唯一的機會，不念不行，所以我走偏了，但是有一股內在的力量一直吸引著我回來，於是我考取了律師檢定考試；去國多年，台灣開始走向民主化，威權統治隱然嗅出了結束的味道，我在美國升到副教授，該做的都做完了，舞台漸漸消失了，我感覺到，是回來的時候了。那年我四十八歲。

禁藥事件，讓我從幕後走到幕前

一九九一年發生所謂「禁藥事件」，我帶了一種可以讓紅血球增生的藥品回國，在機場被抓，關了七天，判刑兩年，緩刑三年。很多人以為是這件事情刺激我，導致我參選立法委員，可以說是，也可以說不是。大家都以為那是禁藥，事實並非如此。當時根據「麻醉藥品管制條例」將我判刑，但那並不是麻醉藥品，而是種腎臟荷爾蒙，那為何判我刑？就好像當年雅詩蘭黛等化妝品還很昂貴的年代，我們出國都會帶一點回來送給親朋好友，是一樣的道理。這種藥物在國內已經有了，但是由於代理商賣的很貴，因此一百個病人中，捨得花這個錢的大約只有五個，我到了美國，因為無法寫處方，自己還不能買，特別託了美國的醫生幫我寫處方，才買得到。我幫病人帶回來，一百個病人中就有六十個用得上。

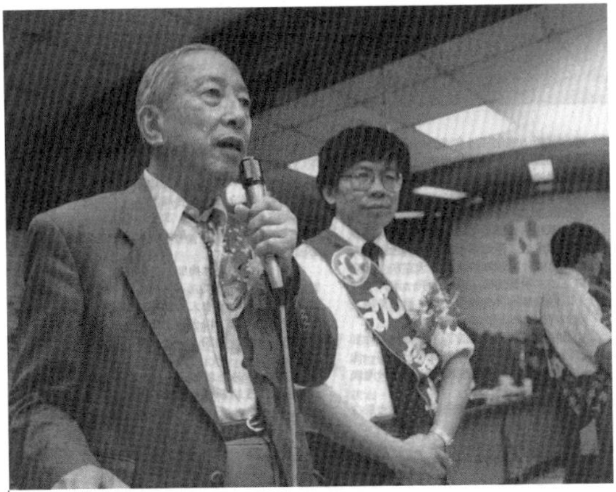

1992年參選立委，李鎮源院士向選民推薦沈富雄。（照片提供／沈富雄）

欲加之罪，何患無辭。政府要抓我，缺的只是個名目罷了。我在美國、台灣，所作所為，他們都有紀錄，他們知道我已經放棄美國國籍，抓我的目的只是要讓我害怕，讓我自己留不下來。結果到機場抓我的有兩組人馬，一組是調查局，一組是警總，兩組人還在機場角力，看誰先抓到我。他們抓不到我攜帶武器，只看到瓶瓶罐罐，於是成為抓我的理由，說是禁藥。

「禁藥事件」震撼國際，很多人跳出來幫我，全世界有好幾百個醫師連署，我在美國的老闆都替我出面，後來國民黨臉掛不住了，判個兩年，緩刑三年，就釋放我了。那件事情讓我決心從政嗎？不是的，我從小學時代就立志追隨國父了，我一路都想走服務社會這條路，說我是因為被抓去關而從政，就太不了解我了。我從小一路都在從政，只不過不在檯面上。一九九一年被抓，等於將我從幕後推到幕前、台下推到台上，扮演了催化劑的角色。

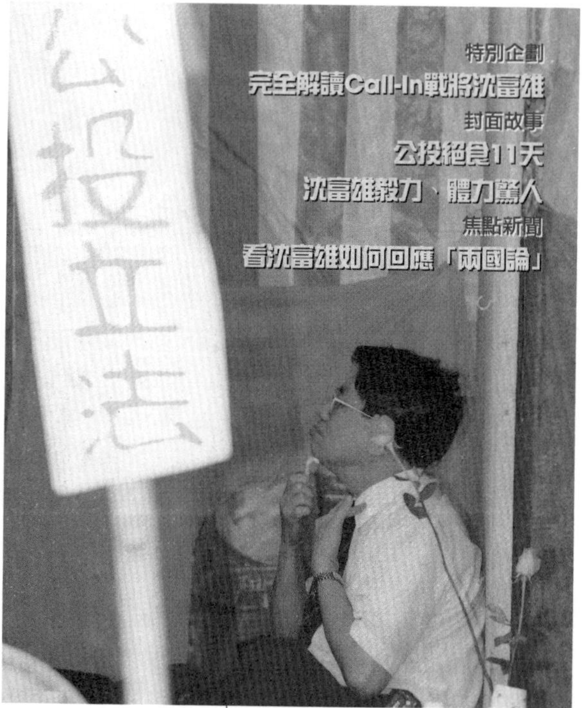
公投立法
特別企劃
完全解讀Call-In戰將沈富雄
封面故事
公投絕食11天
沈富雄毅力、體力驚人
焦點新聞
看沈富雄如何回應「兩國論」

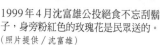

1999年4月沈富雄公投絕食不忘刮鬍子，身旁粉紅色的玫瑰花是民眾送的。
（照片提供／沈富雄）

選上立委的這些年來，我無夜無日、夜以繼日的工作，即使用「捨身為國」來形容都不為過。每天巴不得天趕快亮，五點半就起床，一個人當五個人用。我寫過的法條上千條、法案上百件。我在野的時候，國民黨一黨獨大，不會採用我的idea，就連全民健保都不用我的idea，不過現在的「二代健保小組」，其中有不少共識出自我的構想；民進黨執政以後，阿扁也不用我。除了已經通過的「勞工退休金條例」真的是我的心血結晶之外，如果真要說有哪些法案是因為我的想法而改變，確實不多，但我認為重要的是，一定要立下一個典範。

航向未來

做良心事業，得罪人也不怕

真正的民主，除了表面的投票，每三年、四年一次惡性的競爭來決定誰當選之外，我認為台灣人和美國人相比，民主水準還差很多。台灣民主政治要深化，是質的問題，我們應該盡量導向正面選舉而非負面選舉，要有格調、要精緻，台灣人無論在政治或生活層面，往往不夠細膩，很粗魯、沒修養，品格不夠高尚、做人不夠厚道。這一點

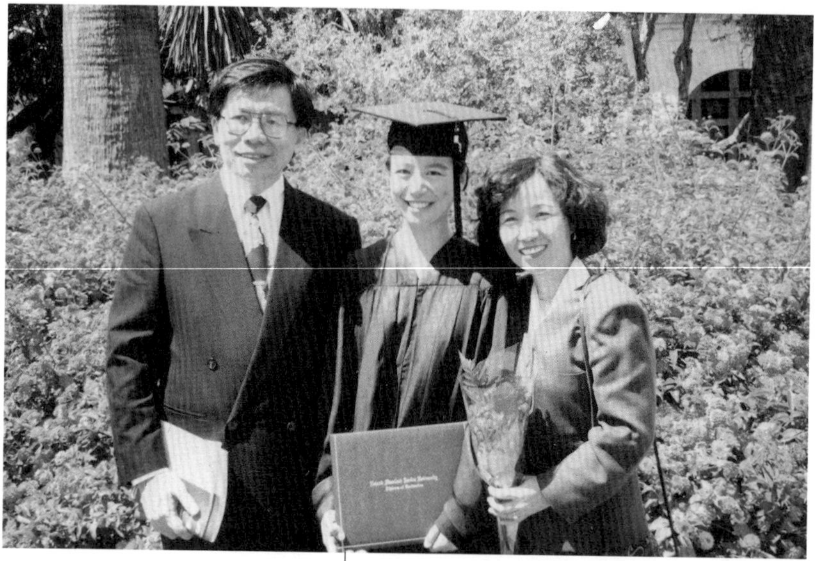

1995年6月沈富雄的女兒取得史丹佛大學文學碩士，他與妻子、女兒在校園合影。（照片提供／沈富雄）

我就要以身作則。我選舉從來不罵人。我就是要讓人民知道，像我這樣，也可以當選。

我常常檢討自己，發現我每天都在跟人家say no，而不是say yes。一百個選民當中，只有三個是真正會來找我麻煩、有事相求的，其他百分之九十七的人都跟我無關，他們既不會來麻煩我、對我也無所求；但那百分之三對我有所求的，很多都是為了特殊利益，他們要求的東西，往往違背另外百分之九十七的權益。

我大部分的時間都在捍衛那百分之九十七靜默大眾的權益，這些人不來麻煩我，我更要保護他們；百分之三對我有所求的，經過我的評估，如果認定不對的，我就 say no，所以我每天都在得罪人。絕大多數的人都不知道我每天在做哪些事、得罪哪些人，但沒有關係，這就是一種良心事業。但求對得起良心，如此而已。

洋人有句名言：政客想的是下一次的選舉（next election），政治家想的是下一代的福祉（next generation）。檢視這幾年我的總體表現，包括陳由豪大老風波、「愛台灣」爭議及勞工退休金的設計，處處可以看出我不畏選票流失、不忍子孫舉債的用心。雖然「政治家」與否，必須留待旁人及後人公斷，但我可以大言不慚的說「雖不中亦不遠矣」。就像總理紀念歌中所說的：「一生的辛苦、半生的奔走，為國家犧牲奮鬥」，我常認為，這三句歌詞也是為我而唱的。人生至此，夫復何憾！

給年輕人的話

凡事看開一點，不要斤斤計較利害得失，這樣才能邁開大步、勇往直前；要趁自己的學習潛能仍然像一塊海綿的時候，努力厚植自己的實力，能夠如此，失敗的機會將相對減少，「看不看得開」也變得不重要了。人活著的目的，就是將短短的數十寒暑，營造成一段多彩繽紛的快意人生。

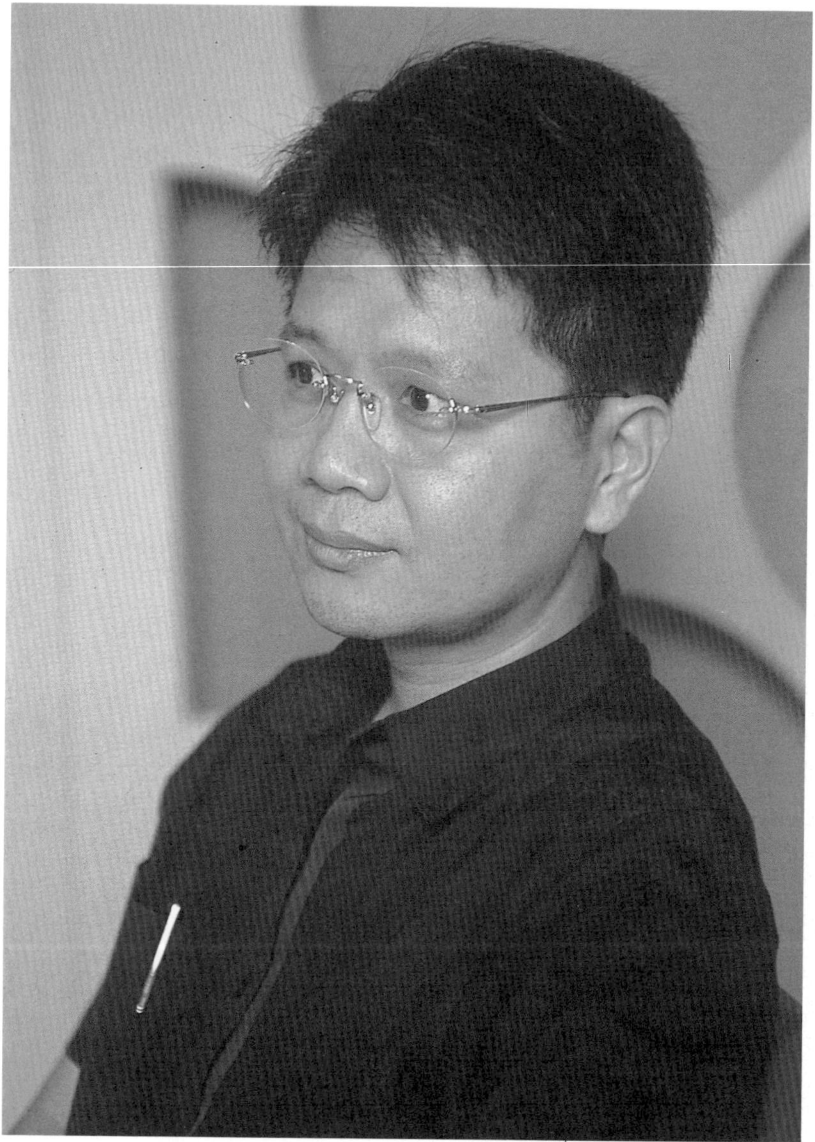

2004年接受本書採訪。
（攝影／豆照勳）

醫師作家的天空
侯文詠

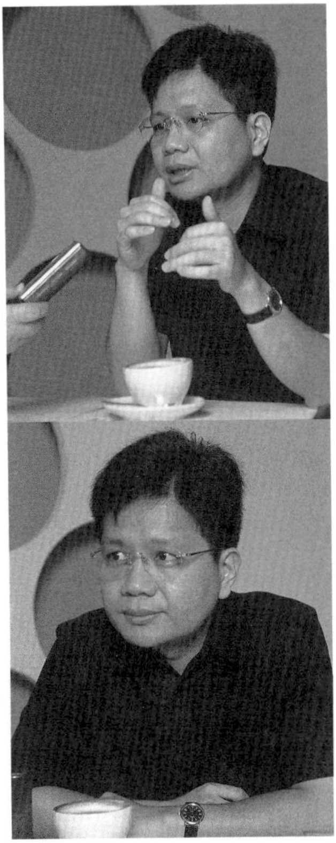

侯文詠 口述　張慧中 採訪整理

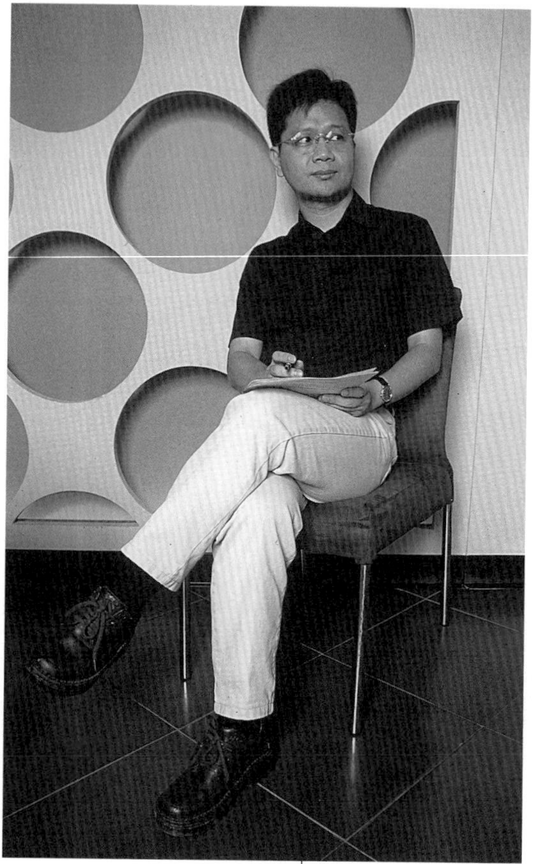

2004年接受本書採訪。
（攝影／豆照勳）

侯文詠

學歷：台灣大學醫學院醫學博士、台北醫學院醫學系

現任：專業作家
兼任台北醫學大學醫學人文研究所副教授、萬芳醫院及台大醫院麻醉科主治醫師

著作：小說——《侯文詠極短篇》、《危險心靈》、《白色巨塔》、《侯文詠短篇小說集》
散文集——《點滴城市》、《親愛的老婆》、《親愛的老婆2》、《大醫院小醫生》、《離島醫生》、《烏魯木齊大夫說》
兒童文學作品——《淘氣故事集》、《頑皮故事集》
健康叢書——《醫生朋友——麻醉科》
有聲書——《愛情免疫學》、《在生命轉彎的地方》、《做個健康快樂的智慧人》、《頑童三部曲》、《歡樂三國志》

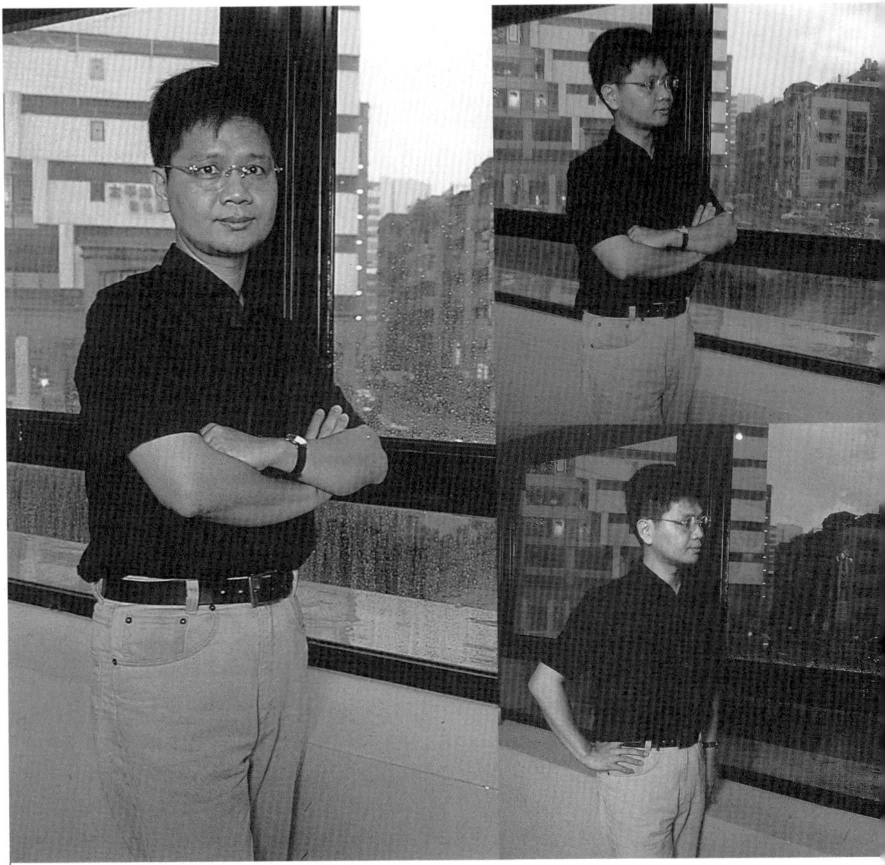

2004年接受本書採訪。
（攝影／豆照勳）

踏入醫學

七年前，我選擇離開醫界。目前，我只會偶爾回到醫院，或者是醫學院，去給醫生、學生、醫學人文研究所的學生上上課，談談醫學倫理、醫病關係。

說真的，直到今天，我還是對它戀戀不捨、感情深厚……，但我心底清楚知道，我和其他同學、同事，已經選擇了不同的兩條路，而我，一定會在寫作的路上繼續走下去！

醫學，是生命中的一大塊

醫學之於我，有一點像是跟我一起長大的玩伴。它造就了我，讓我很早就可以看到生命裡面有趣的事情。所以，醫學對我來說，有一點像身體內在的一部分，也是我歷史的一部分，講到我自己，很難不講到醫學這一塊。所以，儘管我現在從事寫作，它還是我的老師，我的家長，對我的影響可說是非常的大。

甚至包含我對人生的態度和想法，以及寫作的態度，都受到醫學的影響。這情況，

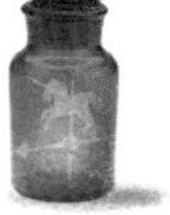

沒辦法說清楚究竟是得或失，但它已經是生命中不可或缺的部分，所以我才願意在成為醫師之後，繼續付出生命中的時光進修深造，並攻讀完博士學位。

我一向做任何事，都會把事情做好。就像在當醫生的時候，我想，自己應該算是還蠻不錯的醫生——不管是對待病人，或者是在醫療技術上，或者是之後再去讀博士班，我都樂在其中、全力以赴，所以直到離開的時候，我還是蠻捨不得的。

從跟病人的關係到醫療的過程，我也學到人生最重要的部分。尤其在從事醫學工作的最後四、五年，我負責全院末期癌症病人的疼痛控制，許多無法治癒的癌症病人，都會轉到我的部門——麻醉部的疼痛科。

那幾年，我有機會碰到許多癌症末期的病人，不管他們是老的、小的、富有的或是貧窮的，通常到疾病的末期，對他們止痛和改善生活品質最有幫助的醫生，就是我們這一科的醫生。

我很喜歡跟人家聊天，所以我跟這些病人很熟。當時，我有一個黑板，上面寫滿了名字，不同的是，別的醫生的黑板，名字擦掉了，表示病人出院了，但我的黑板，名字擦掉了，卻表示病人「走掉」了。

一年間，我的黑板中，大約要擦掉上百個我認得的、和我有感情的病人。四、五年下來，我大約走掉四、五百位朋友。他們在生命最後階段和我相處的時候，大都變得很單純、很坦誠，也會重新審視人生。

他們想的，是生命中更深刻、更嚴肅的問題，可惜的是，我們大部分人並不會去想那些問題，只會想著要往上爬、賺更多的錢，或讓自己更有名氣……，而這些日常的生活，和生命中所以為的嚴肅的事之間，是有落差的。

那些年的工作歷程，給我很大的衝擊和勇氣，也讓我去回顧或是探看我眼前在追求的——是不是生命中最重要的東西。

我一直認為，醫界最大的問題，是其文化中過於相信理性；而理性的運作，就是用最有效率的邏輯來思考，所以醫學一直排除掉感性以及人的層面。

醫界理解人，是從人的死亡開始，所以當他在解剖人的器官，或者是在治病的時候，我們被要求不能有情感，因為有情感就會出錯，所以你要無情、要冷靜、要理性，偏偏外界對醫生的要求，是希望醫生有血有肉有感情。

過去在照顧末期癌症病人的時候，我只要有一天跟病人講了一個讓他很鼓舞的訊息，他可以高興很久，即使他的生命沒有改變，但是他可以很高興，對生命的想法也改變很多。

分身雖有術，但心裡覺得不對勁

那段期間，我非常的忙，在讀博士班，又在寫書，有許許多多的媒體通告，還有廣播節目，自己又在為博士論文做實驗，還在學校當老師，還要照顧需要麻醉的病人……。常常，我剛打開便當，接到一個電話，講完電話，我根本忘記剛才究竟是吃了還是沒吃，只好又開一個新的便當。

所以，我的兩、三個助理，每人都會幫我準備一兩個熱的便當（問題是，我不一定吃得到），而且只要打開就一定要收走，否則我很有可能吃到前一餐的剩飯。

總而言之，當時的生活，吃飯沒有滋味，也不知道自己究竟吞進去了什麼，講話總是很匆忙，時間也被切割得很零碎。

但當時，我一直以為自己可以控制得很好。畢竟，從小到大，我一直以為自己很聰明，甚至也引以為傲的覺得「別人不可以，而我可以」！

就好像，有的病人，別人開的止痛藥無效，而我開的止痛藥吃得效果特別好，他也

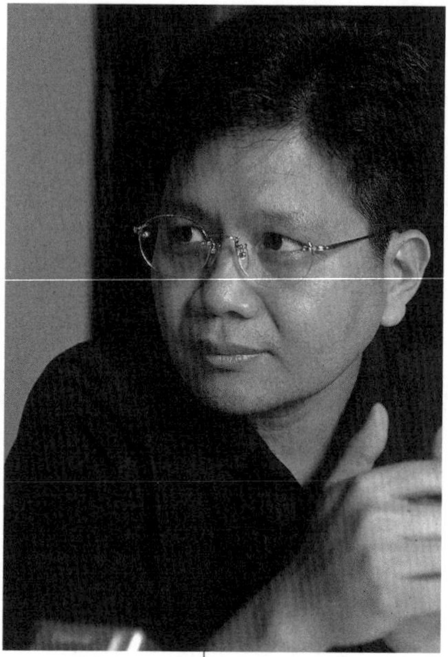

2004年接受本書採訪。
（攝影／豆照勳）

特別喜歡我常常去看他。當他臨終的時候，想看我最後一眼，可是我正在開刀房，或是正好在考博士期末考，無能為力，可是對他來說，卻是這一生最後一眼。

事後我再去看他，原本對我的一切都很信任的家屬，這時看我的眼神，雖然不能說是譴責，但充滿悲涼的感覺：「好吧，我知道，這只是一場戲，現在戲散場了，對吧！」

問題是，我幾乎每個星期都有兩、三個病人會走掉，而不斷看到這種眼神、重複這種感覺，真的是很糟！

大約從那時，我熱情的投入寫作中，一些受歡迎的作品如《親愛的老婆》、《大醫院小醫生》、《頑皮故事集》、《離島醫生》等一系列快樂的作品，多半是那時候完成的。而後，一本本書進入暢銷書排行榜，把我的知名度推向某個高度，許多興致勃勃的心情和生命力，也慢慢浮現了出來，讓我找到真正安心的力量。

相對的，在醫學工作上，雖然我始終有心和患者的生命交融，但生命中總是充滿許多的不得已，使我深深知道，再繼續走下去，這種感覺很糟的事情只會更多。換句話說，醫生這職業，永遠沒有辦法讓我滿意，也永遠不會讓我有成就感，因為對我這種人來說，醫生這行業，永遠會讓我內疚感大於成就感。

這種當醫生兼寫作的忙碌情況，大約持續了四、五年。其實，打從我開始有名之後，就一直有種不對勁的感覺，這時我更發現：我似乎有些名不符實——看起來好像樣樣都很好，可是心裡卻知道：當我如此對待病人，而又被病人如此感念的時候，我那有資格站在這個位子上？

怕名不符實，選擇左右為難

有一次，我舉辦新書簽名會，一個孩子一看到我，就哭了出來，孩子的爸媽隨即給我深深的一鞠躬，說：「小孩子看了你的書之後，親子關係改善了很多。」

我當然可以理解這一切——如果小時候，讓我看到我崇拜的偶像，像是張愛玲、小津安二郎等人，我大概也會激動得哭出來。從另一個角度來看，我也會反省：自己究竟做了什麼？是不是名不符實？尤其周圍那麼多的人，總用那種期望的眼光把我當成偶像，可是我並沒有盡力做好所有我該做的事。

事實上，去扮演「社會代言者」讓我很不舒服，那並不是一個很好的角色。可是當我越想拒絕、越想逃脫時，別人反而更加地欣賞，覺得我很「謙虛」，更要把名聲給我，使我無法脫逃這一切。

那段期間，正逢電視頻道開放，電視台數越來越多，反而越沒有一個地方可以讓人好好的表達所想講的話，因為所有的電視傳播媒體，都往一個膚淺、商業、快速滿足觀眾需要的方向去走，而這些東西，並不是我想要的。

這也讓我深思：我到底是在幫人家還是在害人家？或只是在創造一種假象？就像許多父母總愛對他們的孩子說：「你要學侯文詠，你看人家都能如何如何……」可是，當那孩子有一天變成我這樣的時候，那是真的嗎？孩子會快樂嗎？或者只是為了滿足父母及社會的期待？

當然，如果我繼續待在這個點上，還是可以享盡各種頭銜帶來的榮耀，所有的資源也為我開放，我想要什麼就有什麼——要電視有電視，要研究就有研究；但相對的，我的責任又是什麼？如果我養十個助理，幫我打點所有的事情，又如何呢？就算我更紅，除了使我更加虛浮，又如何呢？

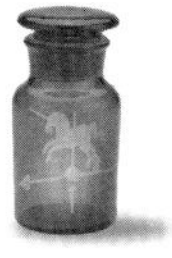

我知道自己面臨一個瓶頸，要嘛，就全心當一個醫生，要嘛，就好好當一個作家，否則我大概不會再進步了。畢竟，我不再只是住院醫師、年輕的主治醫師。人生剛開始時，你可以海闊天空，像下圍棋，棋子怎麼擺怎麼漂亮，可是當上資深醫師、教授時，棋盤上就有了一定的布局，相對你也有很多的責任與情勢要承擔。

同樣的，一個新的寫手可以海闊天空任意揮灑，可是當我寫了十年，社會也回饋我十本的暢銷書，甚至將我的作品收錄於教科書中，我難免會思考：接下來該怎麼辦呢？難道能夠繼續混下去嗎？難道不該求突破嗎？

從十幾歲起，我就立志要當一個醫生，當一個作家，但這時我知道，不論選擇那一邊，都無可脫逃的要付出更多的心力，而眼前我能看到的，是自己沒有辦法再付出更多精神，繼續走下去，我只會變成一個自己不喜歡的人——儘管外表光鮮，但內在卻不及格。

我也看到老師們的生活，深知自己在醫學上能繼續貢獻的部分十分有限——如果在美國實驗室做研究，也許還有機會拿到諾貝爾獎，但在台灣，儘管我所研究的學科——神經疼痛傳遞的分子機制，本身很有發展潛力，但受限於外在環境和國內生物醫學的進展，我大概只能到這裡了。同樣的，我的臨床也面臨了一定的侷限，我幾乎很難再進步了，只要我把位子與空間讓出來，我的學生慢慢進步，將來也可以做得跟我一樣好。

相對來說，寫作這個領域，我可以想像、我可以創新，只要我努力就會進步，而且其中的空間很大。如果一定必須取捨，不難理解為什麼我會選擇寫作。

現在回想起來，一切道理似乎是如此清晰，如此理所當然，但當時，我內心拉扯得很厲害，心情起起伏伏，一直不能確定自己是否做了正確的選擇。

實現異想

擇一而愛，不想腳踏兩條船

卅六歲生日那天（一九九七年六月九日），我和太太坐著聊天，雅麗突然說：「既然你到現在還是這麼想，明天就去辭職吧！」由於之前，雅麗總找得到理由勸我，例如：也許你還沒有把臨床做得夠好……也許你讀完博士學位就會找出興趣……也許……，所以乍聽她這麼說，我嚇了一跳，以為自己聽錯了，但雅麗接著說：「我看你陸陸續續說了那麼多次，應該是徹底想過了。如果你不介意讓我養的話，其實不必擔心日後的收入……」

我立刻打了一通電話給爸媽，把我的決定告訴他們。媽媽在電話中，嘆了一口氣，說：「你都這麼大了，你做的決定，我們也不能怎麼樣。」我當然知道，一對父母養孩子養了這麼久，孩子讀了醫科，也拿到博士，父母說給人家聽也引以為傲，結果這孩子有一天竟然打電話說他要辭職，我覺得，媽媽只嘆那口氣，已經很壓抑了。

一個小時後，媽媽又打一次電話來：「我和你爸爸商量過了，只要你做了決定，我們就會支持你。」這對父母，永遠是我的父母，我心裡真有說不出的感激。

第二天，我真的就去辭職，主任聽了嚇一跳，以為我做得不開心，或是有什麼不滿，甚至猜想我要到那家醫院去高就。

我老實告訴他：「沒有沒有，我是要去寫作。」主任一臉訝異地問我：「寫作的收入是不是比醫生高很多？」我連忙說：「有暢銷書時，也許是啦，但再怎麼樣，那是曇花一現的東西。當醫生是一輩子長長久久的安穩工作，我很清楚，但我只是覺得人生有限，今後想做自己喜歡的事。」主任雖然不能完全理解，但他還是好意的把我的辭呈留了幾天，當作是他挽留的心意。

之後，我休了兩個禮拜的假，飛到歐洲去，讓心境做個轉換。我記得很清楚，一九九七年七月一日，我在捷克布拉格的一個小旅館，看著電視中行禮如儀的香港回歸降旗典禮，我才真的確認，在這個歷史時刻，我已完全離開台大醫院，不再像先前和同事聊及辭職一事時，嘴裡總說著：「不會呀，我還是會常常回來看你們，我只是時間改變而已啦。」

說老實的，當時一心覺得：「先跳下去再說吧。」心裡其實也很茫茫然，並沒有那麼堅定。尤其想到上上下下許多和我共事的同事、學長，都是如此優秀，如果我貪心一點，也確實可以同時擁有，但是我不喜歡這樣；問題是，離開時內心仍不免有許多忐忑，並不知道自己的決定對不對？

再說，之前三、四年，我在讀博士班，已有一段時間沒有新的小說了，如今我再寫，讀者會不會接受？我和同年齡的朋友比較，是不是做錯了決定？那一陣子，我心裡真的有非常多的忐忑。

《白色巨塔》猶如平地一聲雷

一九九八年，我開始寫《白色巨塔》，這是一個很大的轉變。因為之前，我的時間只有一小塊一小塊，所以只能寫比較短的文章，而且偏向幽默風趣的生活小品。但離開醫界後，我每天寫六到八小時，一共寫了十四個月，才寫完《白色巨塔》。

出版前，皇冠的平鑫濤先生打電話給我說：「你這本小說我很喜歡，不過呢，台灣目前的市場趨向短小輕薄，你這本小說非常好看但也非常『重』，我們可能要有一個心理準備，它也許不會像你過去的書那樣暢銷……」

我說：「平先生，沒有關係，但我非得這樣寫不可，我只擔心讓皇冠虧錢，會不好意思。」平先生安慰我：「我們很榮幸出這本書，我們一起努力吧。」結果這本書出版後，聲勢非常嚇人，到現在已經超過廿幾萬本，網路上也不斷討論這本書。

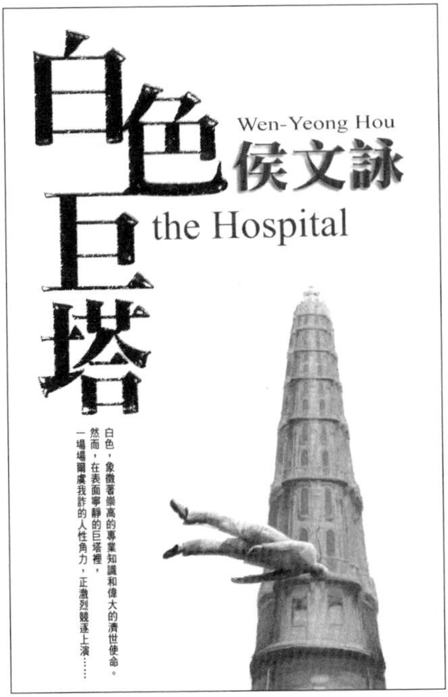
白色巨塔
Wen-Yeong Hou
侯文詠
the Hospital
白色，象徵著崇高的專業知識和偉大的濟世使命。
然而，在表面寧靜的巨塔裡，
一場場爾虞我詐的人性角力，正激烈競逐上演……

關於《白色巨塔》，我要強調的是，它是探討「權力」的書，而不是探討「醫療內幕」的書。我不否認，《白色巨塔》的許多背景，來自我所經歷的許多真實事件，但小說中的人物全是虛構的，同時我也想盡辦法刪刪改改，儘量不讓真實的人物和小說人物有「對號入座」的可能。

其實我很不喜歡讓人「對號

入座」，畢竟，文學和現實還是要有一些距離——最好是完全沒有瓜葛，否則就會傷害作品的文學性，也沒有辦法用一種比較自由的方法，思考其中的來龍去脈。

我很高興，在我離開的七年間，醫界變得很進步，當然，還是有一些前輩對我不以為然，認為我給醫界「漏氣」；但另一方面，也有人認為，醫界的確存在很多問題，大家需要反省。

甚至有一大票強調醫學人文倫理的人及學生——特別是年輕一輩的醫學生，很支持我的做法，甚至對我說：「對，我們看到的就是這樣，既然體制有不對的地方，我們就應該反省，想辦法讓它改變。」

後來這幾年，社會改變迅速，像最近，許多醫院住院醫師的倫理訓練，也請我回去培訓一些種子老師；許多探討醫學倫理的議題，會請我回去談，而其他的醫學院，也同樣如此，甚至有些醫學生會將《白色巨塔》奉為必讀的經典著作，或是他們倫理課討論的素材。

我在想，如果早個十年，我還在醫學界當醫生，寫出《白色巨塔》，或許會被罵個半死，但現在，我竟被認為是某種「進步的象徵」。不過，無論如何，我是以一個作家的立場來看問題，我刻意選擇和所有的事情保持某種不遠不近的距離來描述，使得《白

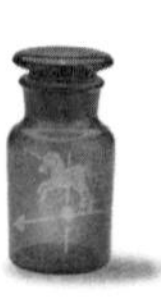

色巨塔》的影響力變成可能。如果我仍身在其中，可能由於立場的緣故，很多事情會變得動彈不得。

這就像薩依德寫《知識分子》時說，作家需要和社會不近不遠，既不能每天喝咖啡，不食人間煙火，也不能去當官員、當大學校長，捲入世俗的糾葛中。所以我選擇到大學當兼任老師，和社會有一些些接觸，但角度和距離又不是太過密切，以便我能有好的位置與觀點，說出我想說的話。

航向未來

精彩的台灣，是關心的對象

這陣子，也就是從我離開醫療之後的那段時間，台灣發生了很多精彩的事，變化很大。可是不曉得為什麼，許多寫文章的人，竟沒有人去關心「她」，只關注一個人內心的、疏離的、後現代的觀點，所以我決定，要找一個發言的位置。

我一直認為自己是很lucky的。所以離開醫界後，打算好好寫幾本長篇小說，回報台灣給我的栽培，讓我能夠沒有後顧之憂的寫作。

除了《白色巨塔》之外，去年我寫完了探討教育的《危險心靈》。接下來，我打算寫一本和「錢」有關的小說，探討金錢和人的關係，但這本書同樣很「重」，預計得再奮戰個一、二年才能出來。

之後，我計畫再寫一本探討「名氣」的小說，針對現代人最容易感覺迷惘的權、教育、錢、名等幾大議題，提醒大家想一想：人生在世最重要的生命意義是什麼？許多我們以為很重要的事，和生命相較之下，它還是不是很重要？

這幾本書，我希望能夠在五十歲之前全部寫完，我寫它們，重點不在批評和嘲諷，我比較像一個導遊，帶著大家從另一個角度看問題。這就好像我們一直生活在一個環境裡，有一天，有人帶你用另外一種方式看這裡，你會發現：咦！原來可以這樣看問題，而且你會看得津津有味，看下去還會發現，這不是一趟旅程，而是和自己生命有關的事。看完之後，也會深思自己和這些事情的關係，那就夠了。

基本上，我覺得這幾個主題是有趣的。或許有人認為，我的筆鋒變犀利了，其實，這本來就是我，只是過去沒有時間寫大塊文章罷了。

這七年來，我陸陸續續寫了四本書，除了《白色巨塔》、《危險心靈》、《我的天才夢》，最近要推出一本包含六十個故事的《極短篇》。除此之外，我和蔡康永花了兩年的時間，合力完成了二十集（四十小時）的《歡樂三國志》有聲書，還和王小棣導演合作，將《大醫院小醫生》改編為電視劇。

未來，還有一項浩大的工程，那便是將《白色巨塔》改編成中視的八點檔連續劇，讓自己成為醫界和外界溝通的平台，讓大家更瞭解醫界的種種，也讓醫界有更多的人文省思。

我始終認為，台灣比較大的問題，並不是政黨換人，而是底層文化的問題，例如人和人之間的真誠信賴不再，造成政治和文化的問題。如果台灣缺乏人與人之間的真誠和信賴，換什麼黨和什麼人做都沒有用。

另類醫界人，爲溝通架平台

我並不認為自己是醫界的異類，畢竟，站在主流來看，非主流都是另類；但如果從社會變動的角度來看，封閉的醫師族群和教育界，不也蠻另類的嗎？

如今，整個社會的族群已經「混」得很厲害了，即使搞文化創意產業的，也需要財務、科技和行銷人才，只有醫生這族群，卻是少數蠻堅持「血統」、「純種」的族群。他們不太會被別人整合，只會在內部作自我整合，所以外界的聲音常進不去。

反倒是像我這樣的身分——既可以被醫界信任，也對外面有一定的接觸的人，是一個很好的平台。譬如說，醫界很怕外界拍有關醫學的連續劇，可是如果是我的作品，或者是由我為中介，很多人便可以接受。

離開醫界三、四年後，我寫書寫得慢慢穩了，再回頭去看過去的同事，他們有些升上主任，有些升上教授，遇到我時，他們有時也會問我：「要不要再回來？」但我知道，我已經走了一條和他們不一樣的路。

但這幾年，我也看到他們想要走出不一樣的路，他們也想要改變，也想在醫界有另外的作為，但因為醫界的主導權，都握在資深的人手中，換句話，你至少要到五十歲，才能拿到主導權，不像政治，可能明天就換黨、換人，所以醫界要發動改變，必然會比較慢一點。

值得深思的是，長久以來醫界深信：只要醫療技術好，醫得好病人，就可以解決所有的問題。但人類史上，沒有那個時期像現在的醫療技術那麼高過，但台灣有史以來，也從沒有像現在的醫病糾紛如此多過，甚至醫療糾紛越來越多。

醫生面對給付來自健保，及不斷發生的醫療糾紛和醫事訴訟，甚至是醫療費用的暴漲、醫生地位的低落、病人的不信任，醫生的籌碼越來越少，也有許多必須面對的問題。

當然，這不是我離開醫界的原因，相反的，就像前面所說的，醫學就是我的母親，是我生命中的一塊，是我成長的背景。醫界會不會變得更好，是我十分care的。只要我能力範圍之內幫得上忙，不用職位，不要報酬，我都很願意付出。

往後，我會嘗試用另外一種方式參與它，例如，幫忙形成一些論述，或是做一些關於醫界在教育及文化和思想上的改革。我的想法是：若能改變醫界的觀念和想法，甚至改變整個醫療底層的文化——如果這個底層文化能改變的話，它跟外面的文化才有可能進行對談。

如今，我依然還是很忙，但整個速度放慢了許多，和人講話會比較用心，生命變得比過去有滋味。我很難説自己是不是樂在其中，但確實整個態度都轉變了，或許是年紀的關係吧，把現在的心態放在過去的狀態中，應該也可以過得很好。

這幾年，我有多一點的時間陪家人，兩個孩子也幾乎都是我在帶。在運動休閒方面，我喜歡游泳、潛水。當然還有許多事情，不過私生活這部分就容我稍做保留吧。

打破偶像，成爲自己，才有出頭天

對於一些把我當「偶像」的年輕人，我要勸你們一句話：「記住，打破你的偶像，成為你自己！」甚至看到一個偶像就超越一個吧。當你變成你自己的時候，你就會超越那個偶像。

我以前也有很多偶像，像是張愛玲、海明威、小津安二郎……，現在我還是喜歡他們，但我知道自己只能做自己。這過程，當然不是忽然變成的，但慢慢寫、慢慢寫，有一天，當我都忘掉所有的風格時，突然有人在網路上說：「這就是典型的『侯式風格』！」我才嚇一跳，原來我也有自己的風格呀！

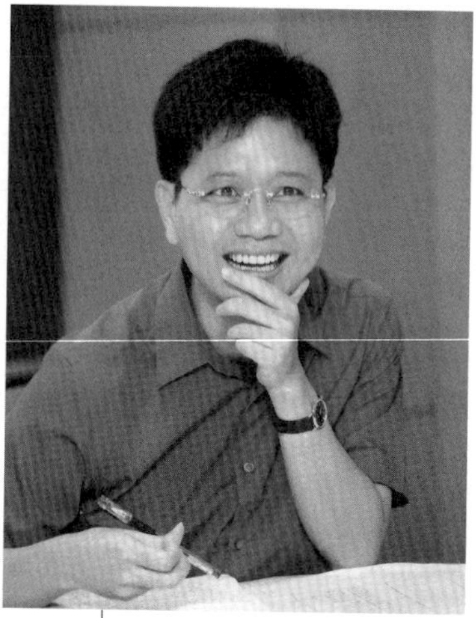
2004年擔任中華文學獎評審，出席評審會議。（攝影／李昌元）

但這種結果，也默默呼應了我內心的某種想法——我一邊寫作時，會一邊想：對，應該是這樣寫，可是我並沒有刻意去想「這是什麼風格」。事實上，我的寫作風格也一直在變，即使同樣寫短篇小說，現在寫的和過去寫的也不一樣了。我一直期望，自己的寫作風格，能夠拉到和我的生命更近一點。所以當我生命改變的時候，它自然也會跟著改變。

本書定名為《醫師的異想世界》，其中的主角都是從醫界轉出去從政、傳教……，但我並不認為這是醫界的損失，而且從結果來看，這是正面的。因為這些人後來都用不同的角度給醫界很多衝擊、建設、影響。

生為一個人，我認為最重要的生命價值就是常常去思考：生命中最重要的事情究竟是什麼？因為唯有你不斷的想著這件事，才能夠有所作為。所以重點不在那個作為，而在於你必須常常想這個事，並經由你想事情、想辦法去滿足這個問題的過程中，就能成就一個人。

我在《我的天才夢》書中，提到自己有一個破破碎碎的天才夢，不過正因為你發現那是一個破破碎碎的天才夢，才會有機會重新開始，然後用一種比較好奇的、不一樣的眼光去過日子。

如今，我的位置差不多也定了，未來，我的夢想會放在跟人以及生命本質有關的部分。包括我所做的事，以及我所有的發問，都會是照著自己所喜歡、所想望的事去做，讓每天所希望做的，遠超過自己所恐懼的。我當然希望和朋友維持一個舒服的關係，我希望別人碰到我的時候很開心，沒有很多的矛盾、懷疑、複雜。

至於我與人的關係，由於我選擇當一位作者，當然會想到：身為這個角色、擁有這個位置，我要和社會如何溝通？我要幫忙提出什麼問題？所以我不會刻意低調，但希望用寫書的管道和大家溝通，也期待自己想講的事情，正是別人也想知道的。

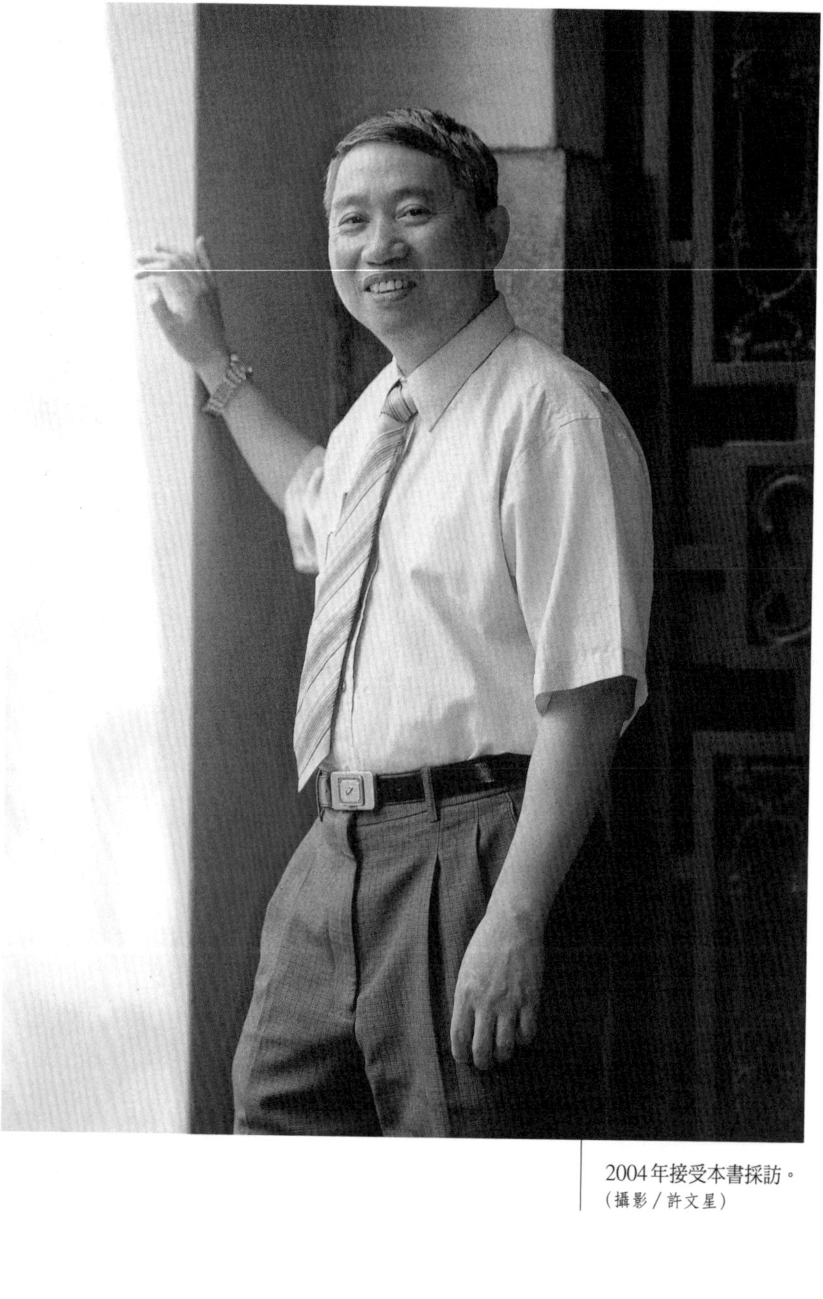

2004年接受本書採訪。
（攝影／許文星）

從醫療到傳道

翁瑞亨

翁瑞亨 口述　林淑蓉 採訪整理

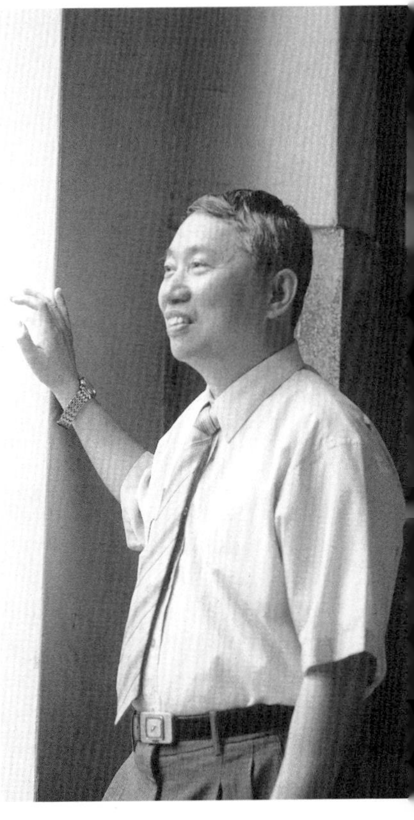

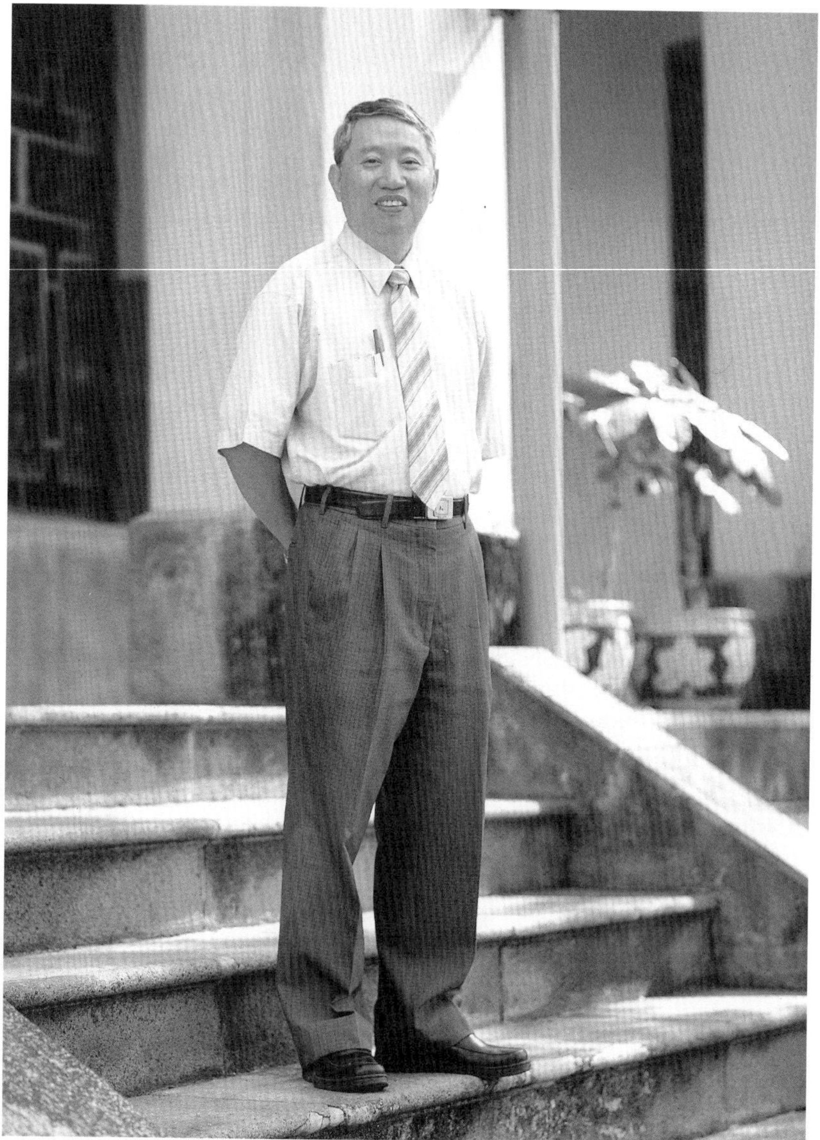

2004年接受本書採訪。
（攝影／許文星）

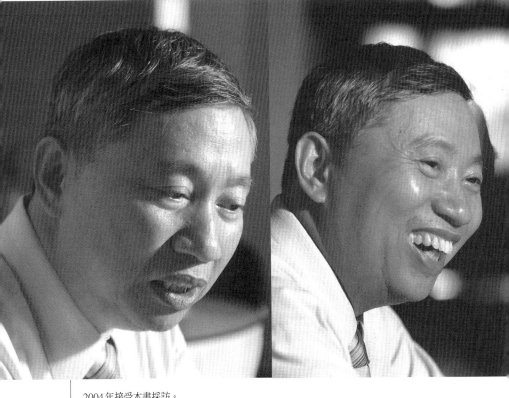

2004年接受本書採訪。
（攝影／許文星）

翁瑞亨

學歷：台灣大學醫學院醫學系
　　　神學院進修

經歷：台大醫院外科住院醫師
　　　恆春基督教醫院醫師
　　　屏東基督教醫院醫師
　　　恆春基督教醫院副院長
　　　嘉義督教醫院院長
　　　衛生署保健處處長
　　　衛生署國民健康局局長

我的一生走來還算平順，考上醫學院、從事醫療服務和行政工作、轉任公職、到神學院進修，不管是哪一個階段，都是心想事成，多按照自己的興趣。年輕時候不會覺得特別，自從信仰上帝之後，我才明白，這一切都是神的帶領，回顧過往的重要轉變，不得不感謝上帝的眷顧，讓我一路走來平安喜樂。

踏入醫學

順父母之意從醫

人的一生中，什麼是最重要的事？少年十五、二十的年紀，大部分都是聽從父母的安排，我也是順從父母的期望，選擇醫科為將來的職業。

我在台南市出生，有一個姐姐、一個弟弟、二個妹妹，我是家中的長子，中國人的傳統觀念，長子必須擔負起一個家庭榮枯、興衰的重責大任，父母對長子也總是寄予厚望。

在當時的台灣社會，家裡有人當醫生，鄰里親戚都會認為是一件光宗耀祖的事，因為，那時候工商業並不發達，沒有很多企業家或是所謂的科技新貴，一般人普遍覺得當

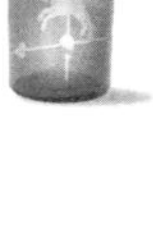

醫生是一個有名有利、學問淵博、地位崇高的行業，最重要的是，醫生的收入足夠支撐一個家庭的開銷。所以，從小開始，父母親就幫我設定好將來要從事的行業，我也覺得當醫生好像也不錯，就一直以考進醫學院做為努力的目標。

在父母親的期望和學校師長的鞭策下，我的成績一直還不錯，一九六五年考進台南一中；三年畢業後，考進台大醫學院。整個求學的過程，都是第一志願，看在別人眼中，應該算是成績很好、考運也不差，在南部鄉下，有這種際遇的人不算太多，不可否認，有不少人羨慕我。可是，別人並不了解我內心的轉折，在別人津津樂道我考上台大醫科榮耀的同時，我開始思索：我的人生究竟要做些什麼？就順從父母的規劃，學成之後，當一個有名聲、地位的醫生，然後組織家庭，過一個很好的醫生家庭生活？這樣就夠了嗎？

天父告訴我學醫的意義

大學一、二年級時，課業還不算太重，很多新鮮人忙著參加活動、交新朋友，我最認真的卻是思索人生的價值和意義。我開始涉獵哲學、宗教、心理、社會……等比較人文的書籍，在反覆思索之後，我決定信仰上帝耶和華。

選擇基督教當做信仰，主要的原因是基督教義和我所學不謀而合。在探討動植物等生物構造的時候，我常常覺得生命體的結構這麼完美，它是怎麼形成的？聖經給了我一個合理可信的答案，那就是生命是來自於「上帝精心的傑作」，在研讀經典時，我才知道，生命的發生並非偶然，而是因為上帝所賜的恩典，進而深深的體會到，自己其實是很渺小的，如果自己有什麼樣的成績，並不是自己才華橫溢、才幹過人，也是上帝的恩賜，一切的榮耀都不應該據為己有，應該和所有的子民分享。在教義中告訴我們，上帝創造人類最大的心意是希望人類彼此相愛，有能力的人應該幫助弱者，和貧窮者分享。

原本我唸醫學院的目的是因為醫生的社會地位受人尊敬，收入也足以照顧家庭的經濟。有了宗教信仰之後，我學醫的信念更加堅定，因為，我已經清楚能力不是用來追名逐利，而是這麼做可以落實上帝的心意，有些缺少醫療資源的地方，需要我去照顧那些身心有病痛的人。學醫的方向是由我父母幫我決定的，但是，天父進一步告訴我學醫真正的意義，不論是生我的父母，還是精神上引導我的天父，都在人生路上給我很多的指引，這是我比別人更加幸運的地方。

既然決定奉獻一己之力幫助那些需要我幫助的人，那麼充實自我能力是最重要的一件事情，因為，能力愈大，就可以幫助更多人，所以，在選科時，我選擇專攻外科，因

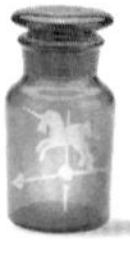

為當時的醫療環境不像現在這麼發達，外科設備和醫師都很欠缺，而且，在病人生命發生危急狀況時，外科手術可以幫助已經在死亡邊緣的病人，在短時間之內脫離險境，如果用內科的方法，對病人的幫助比較有限。另外，當時我已經下定決心要去偏遠地方服務，如果沒有外科的訓練，能夠發揮的作用就會受到很大限制。還有一個促使我學外科的重要原因是，當我在讀宣教士的故事時，發現有很多宣教士是外科醫師，這就讓我體會到外科訓練的重要性。

不過，在接受外科訓練的時候，我並沒有忽略其他科別，因為，在醫療資源缺乏的地方，醫師資源不足，科別的分科不會太細，一人要身兼數職，所以，其他科我也必須兼顧，將來，培養日後獨當一面的能力。後來我在澎湖當兵，就充分感受到偏遠地方醫療資源不足的困境，當地居民要就醫，常常要走很遠的路、轉車、甚至坐船，才找得到一家診所；如果是嚴重的疾病，那就更不方便，因為，身歷其境，使我到偏遠地方服務的想法更加堅定。

實踐史懷哲的精神

在決定跟隨前輩宣教士的腳步，日後要去偏遠地方服務，我並沒有特別的目標，不一定是國內偏遠地方，就算是世界上其他偏遠地方，我也願意去，後來會到恆春基督教醫院，完全是意外，這個意外，讓我從一九八〇到二〇〇一年之間的二十年，都在基督教醫院服務，人生精力最旺盛的中年通通奉獻在基督教醫院，當中有換過幾家醫院，不過就是從恆春基督教醫院到屏東基督教醫院，接著是嘉義基督教醫院，和大部分同學留在北部醫學中心或任公職比起來，在南台灣的我，算是另類的選擇。

二十八歲那年，我剛退伍，距離到台大接受外科訓練的時間還有二個月，正好看到報導說恆春基督教醫院急需醫師支援，當時已經是基督徒的我，認為這正好可以實踐想到偏遠地方服務的願望，就南下幫忙一個月，雖然只是短短的一個月，所見所聞卻讓我深受感動。

當時在恆春基督教醫院服務的宣教士當中，有不少來自歐洲，像是芬蘭等氣候和台灣相去甚遠的國家，從冰天雪地的國度，千里迢迢到亞熱帶地方，還是全台灣最南端、氣候很炎熱的恆春，包括飲食習慣、語言文字、文化背景、生活方式……都和他們的出生地相去甚遠，我只不過才幫忙一個月，就感覺到在偏遠地方生活和做醫療工作的辛苦。而他們可不像我才去一兩個月，一待就是好幾年，甚至奉獻畢生的歲月，不只到台灣，還到更落後，生活條件更辛苦的非洲。以前我曾經在經典裡讀到關於宣教士如何服

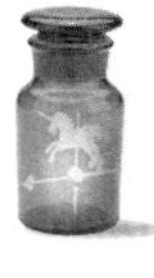

務、奉獻的故事，內心深受感動；可是，當活生生的典範人物就在眼前時，內心不只是感動，而是震撼，我自忖：換做是我，我做得到嗎？他們能做的，我能不能做得到？肯不肯去做？敢不敢去做？那一個月的經驗真的給我很大衝擊。

一個月的經驗決定二十年的服務

那一個月的經驗，在我內心留下不可抹滅的印象，回到台大接受外科訓練三年之後，在決定服務單位時，正好碰到當時陽明醫學院院長韓偉（他也是基督徒），向年輕的醫學院學生呼籲：希望年輕醫生到偏遠地方服務，當時我本來已經決定要參加阿拉伯醫療團，可是，回憶起三年前的經歷，我決定不去阿拉伯，而去恆春基督教醫院服務。

當我把決定告訴我的老師洪啓仁時，洪老師非常訝異，他想勸我放棄恆春，去沙烏地阿拉伯，他說：「去恆春將來沒什麼好的發展，去阿拉伯回來就可以留在台大，前景比較好。」

洪老師說得一點也不錯，當時台大醫學院畢業生多數人想要留在台大，可是名額有限，只有少數菁英可以如願。不過，信仰的力量使我非常堅定，我跟洪老師說：「去沙烏地也很好，可是，恆春更需要我；何況，想去沙烏地的人比較多，我不去的話，還是

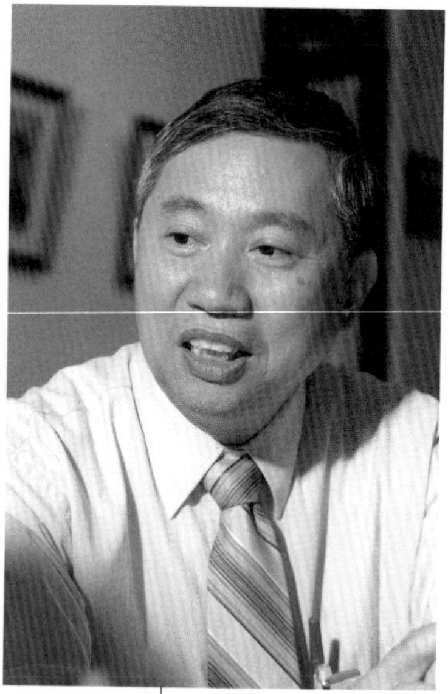
2004年接受本書採訪。
（攝影／許文星）

有很多人願意去；但是，恆春卻是很少人願意去的地方，所以，我還是要去恆春。」最後，洪老師看我的意志這麼堅定，就讓我去恆春。

我很感謝上帝的指引，讓我如願以償。其實，有這種想法的不只我一個，像是比我早去的劉章田，他是國防醫學院畢業；我的同學蔡茂堂一年後也到恆春，韓偉院長也曾去服務過半年……，可見，台灣醫學院學生還是有不少人願意不計名利，有自己的抱負和理想，到偏遠地方從事醫療服務。這樣的精神也影響了不少醫學院學生，最近，有一位陽明醫學院畢業的連加恩，就是一個例子。

萌芽發展

讓嘉基邁向醫學中心

在服務過的醫院中，以嘉義基督教醫院的時間最久，前後長達十三、十四年之久，可以說是紮根最深的一個地方，就算是後來出任行政院衛生署國民健康局的二年期間，或是今年起到神學院進修，雖然卸任院長一職，仍保留「顧問」名義，日後也許會再回到嘉義基督教醫院，繼續將上帝愛世人的精神推展出去。

在嘉基服務期間，很幸運地有許多志同道合的同事，在神的帶領下，我們把嘉基從小規模的地區醫院，轉型成為雲嘉地區第一家區域教學醫院；其次，也秉持嘉基一貫的精神「醫療、傳道、教學、支援」，號召所有嘉基人，以愛鄰舍的心來照顧病患的需要。在雙管齊下努力的結果，使得嘉基的醫術和照護都得到病患的肯定。

不過，嘉基的所有同仁並不以此為滿足，我們設定了更遠大的目標：「邁向醫學中心」。儘管嘉基已經是南台灣服務量最大的區域醫院，但是，「醫學中心」代表更高品質的醫療服務，我們希望可以在嘉義提供像台北「醫學中心」一樣的高水準醫療品質。醫療品質除了需要有很好的儀器、設備及硬體之外，更需要有專業的精神和專業的人才，在全體同仁願意全心投入、團結合作的前提下，我相信這樣的目標是指日可待。

在嘉基的這段時間，我覺得不論是個人還是醫院，都有非常顯著的成長，例如：為了提昇服務品質，在醫院體制方面，成立了出院準備服務、生殖科技研究室、老人日間

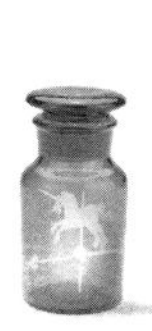

照護中心、戴德森紀念病房（以安寧照護為主）、全國第一家醫療輔具租借中心、心臟血管中心、中醫部、屈光雷射手術中心、高壓氧治療中心、皮膚醫學美容中心、燒燙傷中心；為了讓協助醫療工作的外勞身心發展更加平衡，成立了泰勞服務中心和菲勞服務中心；另外，行醫之餘，對於信仰的奉獻也不餘遺力，陸續成立雙福教會、蘭潭佈道所，讓信仰更深入民心。

在上述許多作法中，我認為從長期的角度來看，最重要的一項是老人的問題，因為台灣已經進入老人國的時代，未來將會對社會造成很大的沖擊，這些老人最需要的應該是醫療、健康以及安養的問題，而嘉基正好位於台灣島上老年人口最多的地方——嘉義，所以，嘉基無法置身事外，必須負起關懷社區老人的責任。在作法上，就是到府居家服務、送餐給老人，志工也會幫忙清潔和修補的工作，老人就會和外面有接觸，不至於生病了卻沒人知道。

社區醫療和公共衛生的重要

開始推動的時候，人力、物力、資源都非常缺乏， 因為南部的人比較傳統、保守，要他們走出去和陌生人互動，心理障礙比較大；早期他們還會為了要得到麵粉而信教，在他們的想法中，還希望得到別人的幫助，要他們幫別人非常不容易。我們就必需教育民眾「施比受更有福」的觀念，告訴他們：當我們有能力幫助別人，表示我們有能力，如果什麼事都要別人幫助，代表一個人貧窮、沒有能力。

剛開始的時候，觀念還不普遍，志工的來源不足，我們就從教會的弟兄姐妹裡頭，找一些既有愛心、也有時間願意配合的教友；漸漸地擴及病人的家屬，因為他們曾經接受過服務，覺得這是有意義、值得付出的工作，願意投入志工的行列。其次，我們向企業界募捐，像是汽車公司就送服務車、超商也捐日用品、銀行捐錢……。另外，也請求政府給予資助，同時號召社會大眾一起伸出援手。

經過宣導之後，民眾就比較願意出錢出力，比較欣慰的是很多慈善團體都注意到這個問題，一起投入老人照護的工作，像是慈濟的義工，也一起投入我們這項工作，所以，雖然還是很辛苦，不過和剛開始的時候比較，已經改善很多了。

南部從事醫療工作的時候，察覺到病人生病的原因，和家庭生活習慣以及居家衛生環境有關，因此，開始探訪病人居家生活，探訪後，確定病人生病的原因和家庭生活、衛生習慣關係密切，如果我們只是採取用藥、開刀等醫療手段來幫助他，其實，只是解決了後遺症，根本的問題並沒有改善，更何況預防勝於治療，在疾病還沒發生或是不嚴重之前就先預防，比發生之後再來治療，效果要好很多，所以，我就深深體會到社區醫療和公共衛生的重要性，開始研究到這個領域的相關問題。

不可否認，後來會到衛生署保健處當處長，衛生署要成立國民健康局的時候，我會去幫忙，也是因為在南部服務時，為了實務上的需要，已經從原先醫療、行政的角色，慢慢也跨入到社區和公衛的範圍。

實現異想

轉任公職，擴大服務對象

我在二〇〇〇年卸下嘉義基督教醫院院長職務後，職業生涯有重大的轉變，先到行政院衛生署保健處當處長；接著，衛生署保健處、婦幼衛生研究所、家庭計畫研究所、公共衛生研究所等四個單位合併，成立國民健康局，二〇〇一年七月二十二日正式掛牌運作，我就任第一任局長。由於在屏東、恆春和嘉義已經有作社區服務和公共衛生的經驗，所以，在保健處長任內，就是把服務對象的範圍擴大，然後因地制宜，調整對民眾的衛教模式。

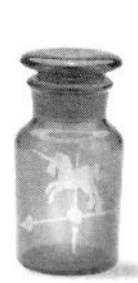

保健處長任內，我所推動的政策包括：

一、不當的習慣是推動衛生教育的障礙

很多現代疾病都是民眾不健康的生活習慣所致，例如：吃檳榔造成口腔癌；沒有注意口腔衛生造成國人蛀牙率居高不下；看書、看電視未保持良好的姿勢與距離，使得學生幾乎個個都成「四眼田雞」，造成這些不良的後果都不是因為發生什麼意外，全是因為民眾沒有養成良好生活習慣的結果，但要改變一個人長久以來不健康的生活習慣卻很困難，這也是推動保健工作最大的障礙。

二、衛生教育有城鄉的差異

民眾的健康問題和保健工作推動遭遇的阻力，城鄉並不完全相同，都會區主要是因吃太好、沒運動造成肥胖、糖尿病、高血壓等情形，而升學引起的近視也是都會區的重要保健問題。至於鄉下地區則是因不良的衛生習慣所致，打針文化即是最明顯的例子。

雖然民眾的保健觀念還有待加強，但是，透過教育可慢慢提升民眾的保健意識，家庭計畫就是十分成功的典範。以前在鄉下地區推動家庭計畫十分困難，後來利用婦女會等組織，將此觀念成功地推進鄉下地區的家庭，而此計畫的成功，也讓相關人員感受到運用民間力量的重要性。

推動「社區健康營造中心」

都會區和鄉下地區特性不同，推動保健業務的方式也不同，這種因地制宜的工作調整讓衛生署有了推動「社區健康營造中心」的構想，且據以執行。「社區健康營造中心」是讓每個地區在推動保健工作時有其自主性，以各地區的特性和需求，推出適合的保健工作模式，如肝炎問題較嚴重的地區，在推動保健工作時就強化肝炎的衛教、篩檢、防治工作，中央則提供各中心必要的協助。

「社區健康營造中心」的推動，民間團體的力量是很大的支柱，因為政府的資源有限，各式工作都要親自推動有其極限，而民間的力量卻是無限的，可以將健康的工作持續性的推動下去，像現在每個週末、假日各地都有抗癌園遊會、體適能推廣活動、健康講座等。

保健工作在整個醫療體系中較被忽略，這是因人都是出了問題才會想要解決，這也使得整個醫療體系一開始往重症醫學發展，但隨著重症醫學發展到一個程度，保健觀念開始受到重視，民眾了解疾病發生的原因，並願意一開始就加以防範，而醫療體系也了解到醫療資源的有限，若沒有從預防著手，節制日後醫療資源的支出，將是一個無底

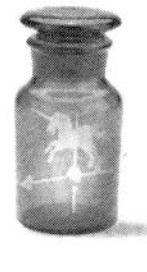

洞。

國民健康局的成立，算是台灣公共衛生的重要里程碑，在正式成立當天，陳水扁總統還親自蒞臨揭牌，可以看出政府對這個領域的重視。對於這個新成立的單位，我傳承前一任的保健處長陳再晉，賦予它「珍愛生命、傳播健康」的理念，一步一腳印地與各縣市衛生局、醫療院所以及民間團體建立工作夥伴的關係，並於社區、學校、職場與醫療院所等單位推動各項健康促進方案。

在所有同仁的共同努力下，二年當中，我們針對國內三萬三千位民眾進行公共衛生史上最大規模的「國民健康訪問調查」；成功推動癌症防治法以及各項癌症篩檢；成立戒菸專線、戒菸門診以及推動各項菸害防治業務之運作；針對兒童、青少年及成人分眾進行健康宣導，實踐健康生活社區化；並藉由多元的傳播管道與宣導活動，提供民眾正確的健康知識，以及致力倡導改善長期被忽視的婦女親善就醫環境等。

不論在哪個位置都要盡本分

從行醫、醫院行政到國家衛生行政，我覺得責任愈來愈重大，不過，不管是在哪個位子做事，我的想法都只有一個，那就是：身為基督教徒，我能不能盡自己的本分，幫助所有同胞有更健康的身體，過更好的生活。在公職生涯中，我服務的範圍更大了，因為，我必須努力作到使全台灣的百姓，健康狀況、衛生條件、生活品質愈來愈好。

我的做法是透過中央的分配，讓南北各地、城市鄉下的差距可以縮小，尤其是有些偏遠地區人力不足，各種資源都比不上大都市，透過中央的協助，就可以讓偏遠地區的醫療水平獲得改善。其次，這些年來，在中央的規劃、帶領下，各縣市的衛生單位都明顯地動了起來，而且，因為教育也愈來愈普及，現在連大專院校研究所的畢業生，也都願意到地方衛生單位服務，提昇地方行政效率。

在中央衛生單位作事，分配資源時，最敏感的就是來自於民意代表的意見，我個人的做法是，平常和民代保持友善的關係，可是，真正在做決策時，我就會評估：這位民代所要爭取的項目，究竟是為了大眾的公共利益，或者只是為了某一個團體、行業的私利，我在地方服務了二十年，對於地方的相當了解，所以，也就比較容易判斷公益和私利之間的分別在哪裡，進而做出對大多數人有利的決定。

從醫生到國健局長，這當中角色不同，關心的議題也很不一樣，醫生就是救人活命的行業，但是，國健局主管的事情是一些雖然對大家很重要，但是，對生命不會造成立即的危險性，像是糖尿病、高血壓、癌症……，這些疾病不像腸病毒、SARS，既不會

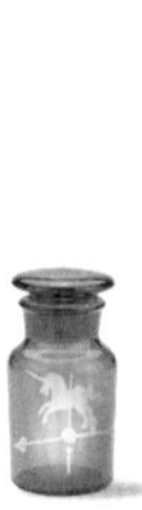

傳染、也不會馬上就對生命造成威脅，甚至有人還心存僥倖，以為「不一定會是我」，因而忽略檢查和預防的重要性。國健局的角色在於，宣導和提醒民眾：無形的殺手往往更可怕，自己的健康常常在不知不覺當中，已經被嚴重破壞而不自知，所以，平常就要養成良好的衛生習慣，才能避免這些慢性疾病的威脅。

另外，在國健局的任內，我觀察到：一個人的生活習慣，和一個人的心靈有很密切的關係。例如，透過媒體的宣導，大多數癮君子都知道抽煙壞處多多，可是，為什麼總是戒不掉？炸雞漢堡薯條都是體重的剋星，體重變胖，常常高血壓、高血脂、糖尿病就隨之而來，然後，得心臟病的危險就增加，為什麼嘴巴就是不聽使喚，仍然大口大口地吃這些高脂肪的食物呢？

後來，我發現一個人的健康與否，和平常的生活品質有關，而生活品質的好壞，和一個人的心靈層面關係密不可分，如何克服心理的因素，讓生活的每一個細節都符合健康取向，是相當不容易的心靈改造工程。這時候，我也發覺，醫療的專業訓練以及在職場學習到的行政能力，都無法去除我心中的疑惑，因此，在國健局做了二年，完成階段性任務之後，我在二〇〇三年，進入神學院就讀，希望更了解影響一個人行為模式的主要因素是什麼？

航向未來

想對信仰做更深入研究

在讀台大醫學院期間，我就接觸了基督教的信仰，那時候就對神學這個領域很有興趣；畢業之後又是到恆春基督教醫院、屏東基督教醫院、嘉義基督教醫院等教會辦的醫院服務，讓我對基督精神有更深刻的體驗，自然而然想對信仰做更深入的研究，而研究信仰最好的方法，當然就是去讀神學院，才能全心全意對神學作探討。

在卸下嘉義基督教醫院院長一職時，原本就計劃要去讀神學院，但是，當時衛生署希望我到署裡服務，我覺得服務公職就跟當兵一樣，是對國家應盡的義務，所以，就先到署裡服務，而想對信仰做更深入研究的念頭一直還是很強烈。

在署裡服務二年期滿之後，以為可以完成心願去念神學院了，想不到又碰上SARS，只好再多留半年。等到疫情告一段落，我就去向陳建仁署長說出我多年的心願：「我現在都已經五十多歲了，剩下的光陰已經不多了，不想花更多的時間在官場上，想對信仰做更深入的了解。」

由於陳署長是虔誠天主教徒，他對信仰非常了解，也很支持我去念神學院，署裡放人，我就到神學院當學生，總算可以實現多年來的願望。

在就讀神學院這一年的時間，我覺得收穫很多，當初想「對信仰做更深入研究」的期望，真的在神學院得到很多的啟示，特別是對整個西方文明思想的演進，有巒清楚的了解，這樣就更能了解神學為什麼會在西方產生那麼大的影響力。當初想來念神學院，如今看來，是一個非常正確的抉擇。

我在神學院的課程，以人文思想方面為主，這和過去我在醫學院的訓練有很大的不同，理工科注重實驗，變數比較單純，可是，人文思想行為的變數複雜，演變出的可能性就很多。我真正的目的是，把所學用來研究分析台灣人的思想模式，像是一個人為什麼會有這樣的想法，當我可以幫忙他找到思想模式的脈絡和根源，才有辦法把從原來有害健康的行為模式，轉變為有益健康的行為模式。

家是最好的支柱

我在工作上並沒有固定在一個地方，一下子恆春，一下子屏東，嘉義待了十餘年，然後在公職期間也常常要台北、台中跑來跑去，念神學院又要到新竹……，以中國人重土安遷的傳統觀念來看，我的一生稱不上安定。幸運的是，我的家人願意當我的支柱，不管我到哪裡，他們都跟著我一起「全省住透透」，雖然家搬來搬去，可是，因為全家人一條心，所以，我每天都覺得幸福快樂。

我的太太是我在學校時認識的，我們都是團契的教友，一起讀經典、查經義，因為對人生的共識相同，所以，順理成章的共組家庭。婚後因為了配合我的工作，我們不願意分隔兩地，她也願意當全職家庭主婦，照顧全家人的生活。每次我要轉換工作地點時，都會和她商量，她並沒有特別的看法，總是相信我的決定，我在職場算是有一些貢獻，這和我的太太全心全意支持我有很大的關係。

我的小孩就跟著我南來北往，經歷各種生活。以前台北的朋友去南部找我的時候，看到我二個孩子就和南部小孩一樣，皮膚黑黑的，有南部小孩那種憨憨的樣子，就戲稱我的小孩是「土雞」，不同於養在室內那種白白的「飼料雞」，我的小孩也不覺得這樣有什麼不好，我們全家現在如果談起以前的日子，也還是很喜歡那樣的生活方式。

也許是受到環境的影響，在父母親沒有特別引導的情況之下，二個孩子都念醫科，一個念高雄醫學院、一個念陽明醫學院。念高醫的兒子已經到台大實習，他覺得台北的水準明顯比南部要好。其實，我並不會非要兒子走哪一條路、作什麼選擇，我告訴他

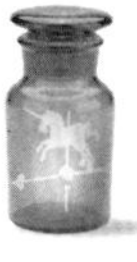

們：向神虔誠地禱告，如果你自己有興趣，上帝也願意讓你走這條路，那麼就可以去做，這是你們的自由。

眞正的幸福是找到有意義的事

我這一生大部分的時間都在基督教醫院服務，經濟上不如一般開業醫那樣充裕，可是，同仁之間的共識很高，推動事情的時候比較容易落實，所以，做起事來還算有成就感。回顧一生，真的印象深刻的一次沮喪挫折的記憶是關於父親生意失敗的經驗。

二十多年前我在恆春服務的時候，父親的生意不順利，需要我這個長子幫忙，偏偏我手頭沒什麼錢，就把僅有的積蓄二十多萬元全部給父親，還把他原來買給我一棟房子賣了，所得一百多萬元全部給他，但是，還是沒辦法解除父親的財務困境。那時候，我曾經想過：我好像辜負父親的期望，他要我學醫的目的就是認為醫生可以照顧一家子人的生活，我好像沒有達到他的要求。

在那個時候，我不斷的禱告，希望神來指引我一條路，我甚至想過，如果真的別無他法，我就開業賺錢幫助父親。幸運的是，經過虔誠的禱告之後，原本心亂如麻的情況舒緩下來，更奇妙的是父親的生意有所突破，原本外銷的生意漸漸轉成內銷，在一、二

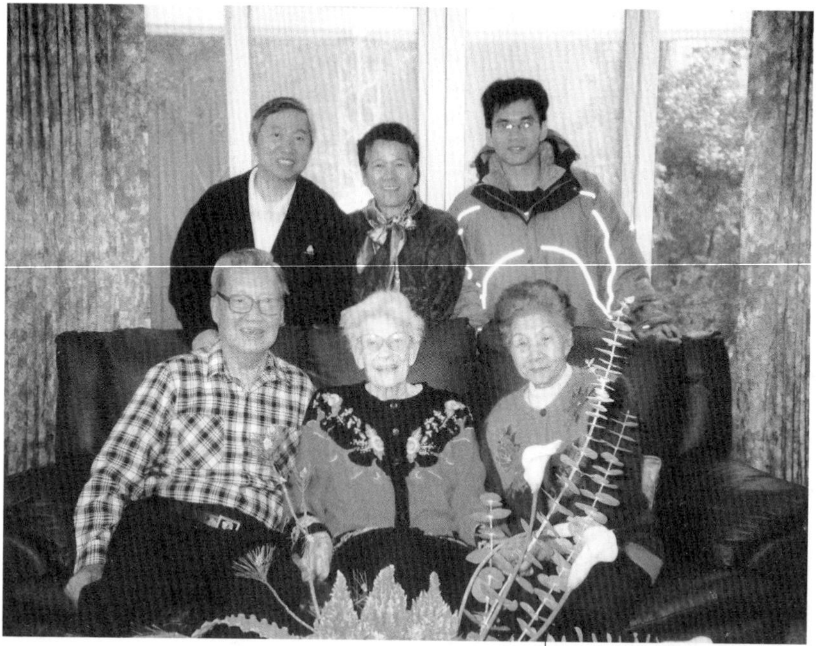

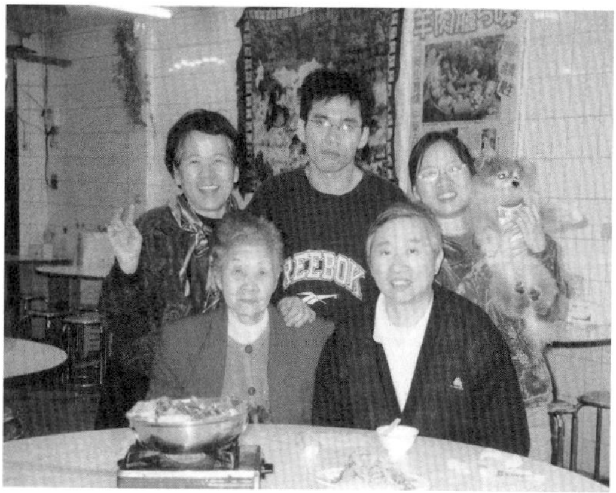

2004年過年時翁瑞亨帶母親到台南拜訪林澄輝、林鄧路得宣教士夫婦。
（上圖，照片提供／翁瑞亨）

2004年過年時翁瑞亨帶母親去岡山著名的羊肉爐店吃年夜飯。
（下圖，照片提供／翁瑞亨）

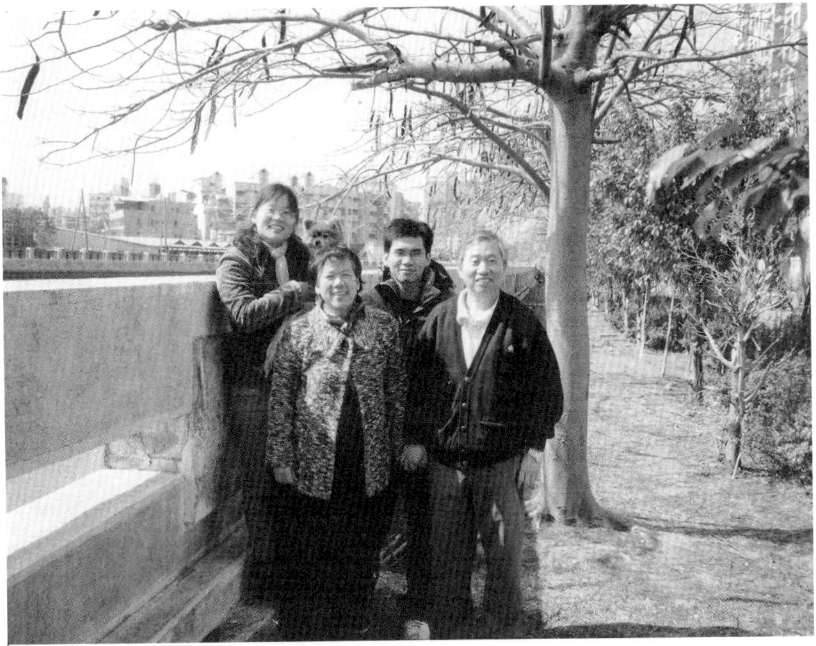

2004年過年時翁瑞亨與太太、兩個兒女在台南老家後面的運河邊合影。（照片提供／翁瑞亨）

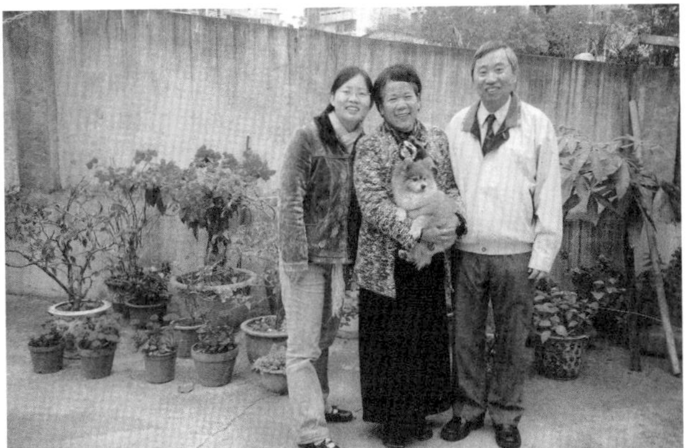

2004年過年時翁瑞亨回台中探望九十歲岳父，合影於岳父的美麗花園前。（照片提供／翁瑞亨）

年之內，生意穩定了下來，還清貸款，我和父親都度過了危機。

這一路走來，我不會覺得哪條路一定對或一定錯，人生最重要的觀念是：做真正有價值、有意義的事，人生不一定要有名聲、地位、學問才有幸福，真正的幸福是找到有意義的事。聖經上說：「人如果賺得全世界，卻賠上自己的生命，那有何益處？」奉勸年輕人不要太短視近利，不要只為了過好生活，什麼事都可以做；人不必太去煩惱會不會沒飯吃這麼膚淺的問題，只要做有意義、有益於社會的事，人不必擔心會餓死，上帝自然會給你生命所需要的食糧。

希望到落後地區義診

明年我就要從神學院畢業，未來何去何從？有人希望我去當牧師，其實，我念神學院，不只是為了未來的工作，也是為了解決我在工作上面臨的問題，因此，畢業之後，不管是否當牧師，我仍會繼續努力為病人解決生理、心理的問題。在神學院讀書這二年，我每個月固定到嘉義基督教醫院一次，放暑假就待久一點，神學院畢業之後，應該還是會回到最熟悉的嘉基，除了繼續做原來的醫療工作、社區服務、山地醫療服務之外，我會花比較多的時間去做心靈關懷照顧的工作，把二年來在神學院學到的心得學以

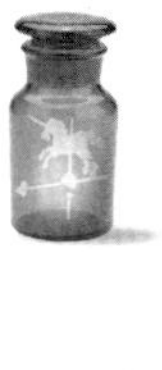

致用，除非上帝有另外的任務要我去完成。

其次，我在當醫生的期間，並沒有選擇特別先進的醫院，而是到鄉下的醫院，可是，我發現台灣整體醫療環境還算蠻發達的，世界上還有比台灣更落後、更需要義工的地方，在神學院的學業告一段落之後，我將回到嘉基繼續服務鄉親之外，如果有機會，我希望花更多的時間到東南亞和非洲等地去服務。

我以前也已經陸續在做，去過很多地方像是越南、印尼、寮國……。今年暑假，我去了泰國、寮國、緬甸等地做義診，幫助生病的人減少痛苦。我到落後國家做義診時，看到當地生病的民眾無助的表情，就覺得那是真正需要義工的地方。像這次去緬甸，看到小孩得了瘧疾，貧血很嚴重，肚子還脹得大大的，真的很可憐，看了叫人很不忍。這些落後的地方非常需要醫療上的服務，以及經濟上的救助。

到落後地方服務有許多生活上的不方便，既勞心又勞力，可是，每次服務的時候都覺得很有意義，如果日後有機會，而且在我能力許可的範圍之下，我希望花更多的時間到落後國家作義診。

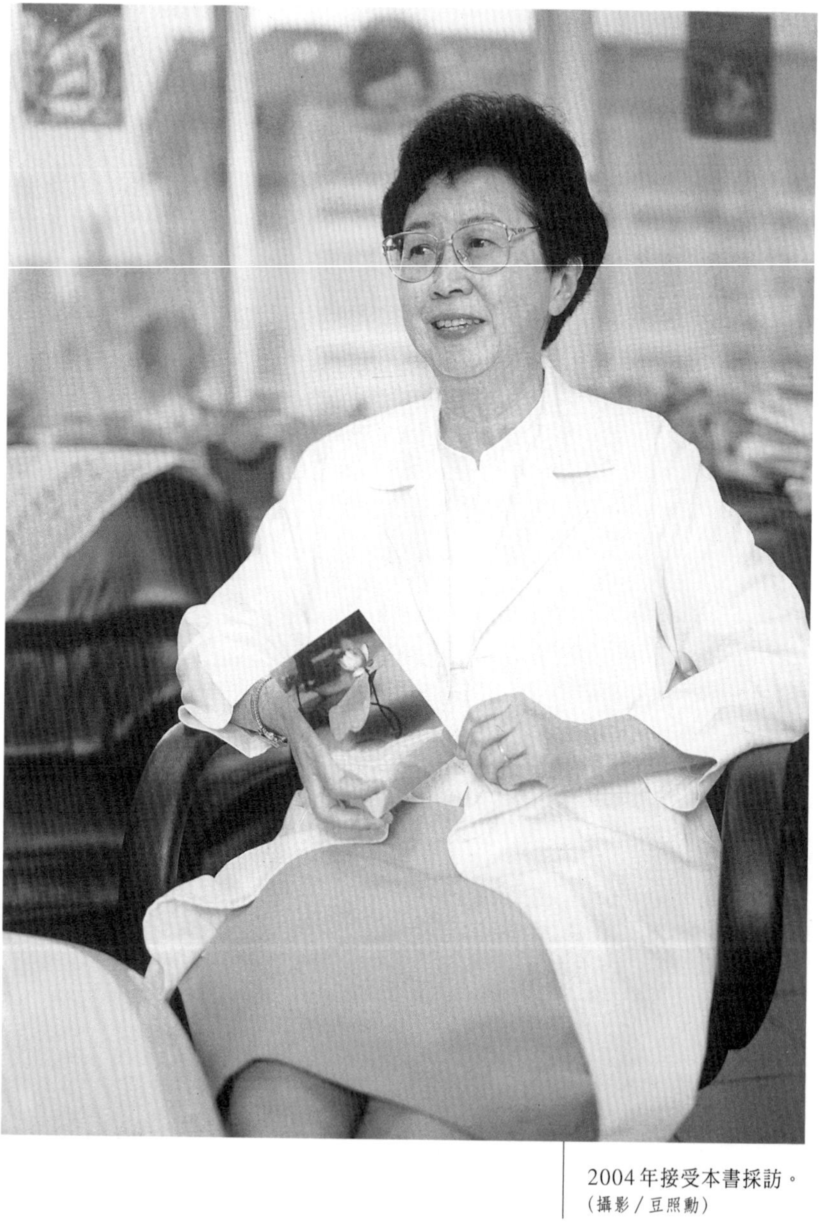

2004年接受本書採訪。
（攝影／豆照勳）

推動全人醫學教育 陸幼琴

陸幼琴 口述
陳珮君 採訪整理

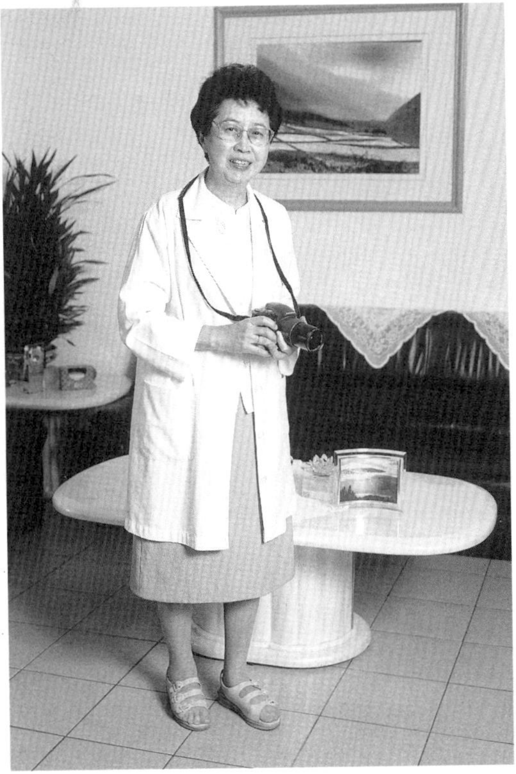

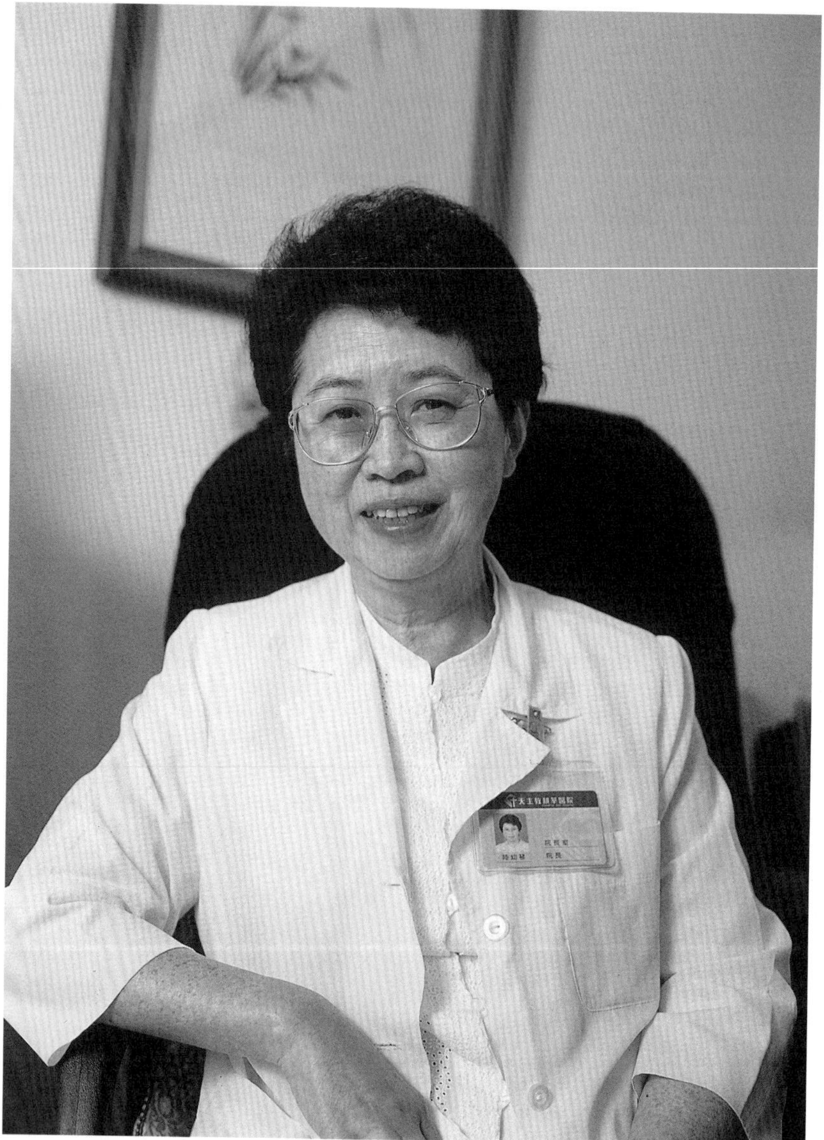

2004年接受本書採訪。
（攝影／豆照勳）

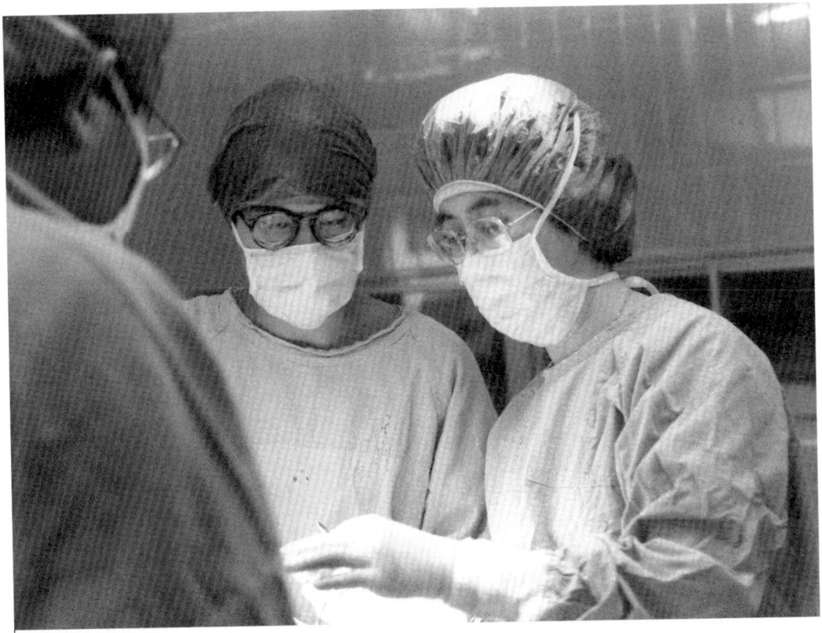

1992年專長乳症外科醫學領域的
陸幼琴修女執刀專注的情景。
（照片提供／陸幼琴）

陸幼琴

學歷：美國聖路易大學醫學博士
現職：天主教耕莘醫院院長
　　　癌症外科專科醫師
　　　輔仁大學醫學院教授
　　　台灣天主教健康照護協會理事長
　　　台灣天主教醫院協會理事長
經歷：美國洛杉磯郡立金魯醫院外科部副主任
　　　美國特羅醫學專科學校副校長兼外科副教授
　　　美國加州大學醫學院外科副教授
　　　美國外科學院院士
　　　榮民總醫院外科顧問
　　　中華民國教會醫療院所協會理事長
　　　輔仁大學醫學院院長

宗教的懵懂接觸

我在上海出生，中學時，就讀香港的德貞女中，開始接觸天主信仰。當時，學校裡都是中國修女，班上同學對修女十分好奇，上課時，常常纏著修女東問西問的，想要揭開修女生活的神秘面紗，但修女說：「想要知道的同學，下課後再來找我。」下課後，全班一窩蜂湧進修女辦公室，想要聽修女說故事。

現在已記不清修女當時說了些什麼，只覺得心裡留下的感受到現在都非常清晰，從此，我開始嚮往修女生活，但因心緒仍不成熟，只把它淡淡的放在心裡。

之後，父親希望我們多學習英語，便讓我和兩個姊姊一起轉學到瑪莉諾女中（同樣是天主教學校），但裡面全部是外國修女和神父。在那裡，她們用英語教各種道理，我們有中英對照的書籍。

當時，我熱愛繪畫，繪畫在我心裡佔了相當重要的位置。在天主教學校裡，宗教課程算是重要的課程，要聽道理才能領洗。但是遇到和畫畫課衝突時，我還是選擇去畫

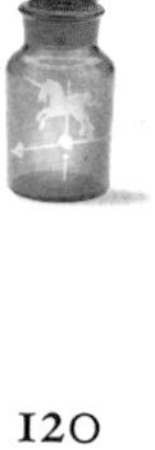

畫。最後要領洗時，修女說：「陸幼琴沒有修完，不能領洗。」就連神父都說：「你是教外人。」老實說，當時心裡很不是滋味，好像被大家排擠。

有一次，因急性盲腸炎就診，在被推入開刀房的途中，突然看到牆上的耶穌像，覺得好美好美，便和妹妹說，你回去拿畫板來，我要畫這幅畫，在她回去的時候，我已經進開刀房開刀了。最後雖然沒有畫成，但是那個印象一直都留在腦中。

聽三次道理，才成爲教友

人生有很多重大事件，都不是自己可以安排的，反而是一切亂七八糟的事，天天在發生。有一天，到了學校，老師才說：「你們今天要領洗，趕快回去換衣服。」我嘟著嘴巴，回去請工人燙一件衣服來穿，但是代母住的地方沒有電話，根本聯絡不到，最後只好請老師代替。

受洗領完聖體後，因整個教堂都是人，連自己的位置在哪裡都找不著，所以在迷迷糊糊的情況下，走著走著就走出了教堂。後來遇到老師，老師說：「你走出來做什麼？領完聖體要趕快回去感謝耶穌基督呀！」無可奈何之下，只好再走回去，但心裡一片混亂，又無可依靠，眼淚伴隨著無助感傾流而下，就這樣在混亂中完成了受洗典禮。

在告解時也是一樣。神父的兩側各有一個門，教徒輪流到兩個門去告解。當我快告解完畢，前面的窗户突然打開了，神父對我說：「你可以開始了。」我急得滿身大汗說：「可是，我已經講完了。」現在回想過去遭遇的種種挫折，猜想也許是當時英文不好，常常誤會或不了解別人的意思而造成的。

我六月領洗，九月就到加拿大去念書了。雖然當時自己的英文和姊姊們差不多，但是年紀輕還是比較佔優勢，很快就適應過來。妹妹因為年紀不滿十六歲，無法一起同行。但是卻從香港傳來一個無奈的好消息——上學期，因為我的成績是全班第一名，可以免五年的學費，問題是，這時我人已經在加拿大了。

雖然在香港受了洗，但是卻沒有領堅振，也無法成為深度的教友，所以到了加拿大，修女又安排我重聽道理，以領受堅振。每週六下午，當同學們都下課了，修女就會來跟我講一個小時的道理。就這樣，我一共聽了三次道理，但是也因為這樣，我對教義有更深入的了解，以前的疑惑，也逐漸解開，而更堅定了我的信仰。

雙十年華，決定未來人生路

到加拿大之後，我一直相信自己會走醫學這條路，但是讀到大學最後一年時，我開

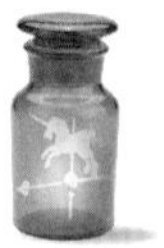

始動搖，因為想當修女的意念，更勝於當醫生。每到暑假，我都會飛到洛杉磯，去學習如何教小朋友聽道理。在這個過程中，我更深入了解修女的生活，同時知道有一群修女在印度，幫助當地窮苦的人民。這使我既感動而且心嚮往之，可是這讓我在大學最後一年中，一直處於左右為難的窘境中。

我想，若要做修女，必須接受修女的培育，那麼就不能去讀醫學院，到底我該如何抉擇呢？

當時，加拿大的Toronto University已經向我招手，但是修會也積極希望我能儘快開展修女培育課程。面對這樣的抉擇，我內心非常煎熬，父母希望我能照原訂的計劃去讀醫學院，因此不斷地從香港來信，勸我打消去修會的念頭；但是心中對修女生活的嚮往，又委實難以做出決定。最後，我決定先把畢業大考考完，再決定是要去修會還是醫學院。

大考考完後，重新面對抉擇，我決定先找一份暑假工作，再慢慢考慮。我的姊妹們，看我自放假後便精神不振，整日為前程煩惱，便找我懇談，表示願意全力支持我，幫我去說服父母。就這樣，我毫不猶豫立刻起程，放棄了Toronto University，投入耶穌聖心會的懷抱。

到了修會，再度成為插班生。因為一般人入會是在三月二十五日，或是在九月十五日，我六月到會，不上不下的，於是修會安排我一同去休假，讓剛經歷一段痛苦煎熬的我，先把又乾又瘦的身體調理好。

一年後，我重新申請St. Louis University，結果St. Louis University的入學通知，直到開學前三天，學校才打電話通知我考試過關了（因為我的資料夾掉在櫃子後面，所以他們才這麼晚通知我）。由於學校希望我三天內到學校參加入學，修會的修女們，急忙帶著我購置所需要的用品、服裝等，三天內趕到學校報到。

萌芽發展

抉擇，以需要爲導向

在醫學院的四年，其實算是很順利的，只記得第一次考試就要考解剖學，而且每個禮拜都要考大體解剖。我們四個學生一個屍體，上課是在下午一點鐘，正好剛吃完午飯，所以每次都必須忍著害怕與噁心，去上解剖學的課。

當時還有兩位修女和我同班，畢業時我是全班前十名，畢業典禮在鄉下的俱樂部舉行。我看到地址時，完全不知道那是在哪裡，那兩位修女就說，我們可以載妳去，我聽後就放心了，也沒有再做另外的安排。可是到了當天，那兩位修女的會長，人在紐約卻遙控修女不能去參加，連帶的，我也只好不去了。

第二天，醫學院副院長把我找去，問我為什麼沒去，同時跟我解釋：「那個俱樂部是很正派的，即使是修女也應該可以參加才對。而且，你雖然是修女，但是你同時也具有醫生的身分，你不能逃避主流，只待在小圈圈裡。」經過這次事件，我決定以後不論什麼活動，我一定要參加，絕不帶著閃躲的心理。

之後我到天主教醫院去見習，遇到曾經讓我嚮往到印度服務的修女。這位剛從印度回來的修女說：「如果你想到外國去服務，一定要學外科，否則就會像我這樣，到了四十歲還要回來再學習。」那位修女曾因不會開刀，眼睜睜的看著產婦五天都生不下來，最後母子雙亡，所以才決定回來學習外科，以免悲劇再次發生。

這件事給我的影響很大，也促使我選擇從事外科，尤其是外科的工作很規律，而且可以很專心，開刀就是開刀，什麼事都不要管，還可以馬上看到成效（這點很重要）。當然，外科必須當機立斷，也很符合我看到問題立刻解決的個性，有時候發現情況非自己所預期的，我也喜歡靈活思考，找到最好的方法來處理。

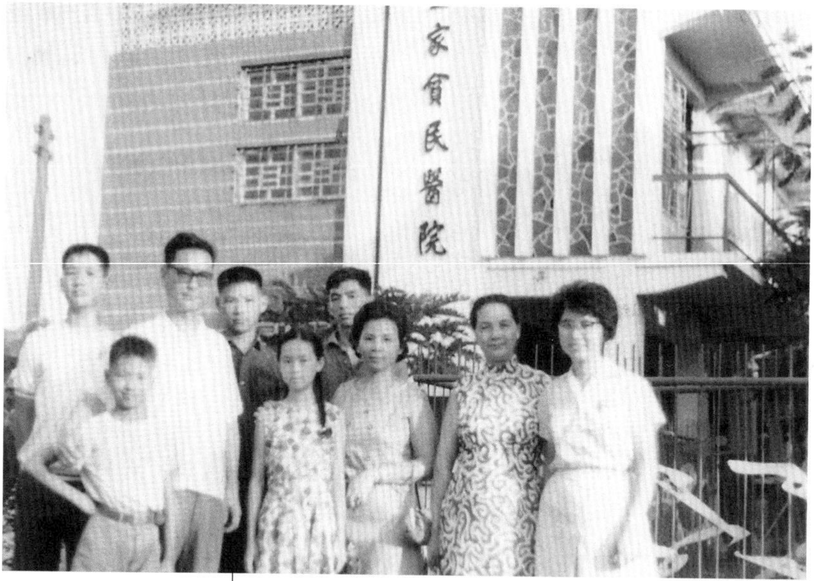

1970年，陸幼琴（右立第一位）經耶穌會葉由根神父邀請，自美國回台至嘉義鹿草「聖家貧民醫院」服務，成為當時鄉內唯一的醫師。（照片提供／陸幼琴）

學完四年的外科，也考到了外科專科醫師執照後，我面臨沒有地方可去的狀況，只好在老師的醫院裡兼職，每週三日，其他時間，就努力修完神修的課程。

終於和台灣結緣

那時，台灣有位匈牙利籍葉由根神父，他的妹妹是我們耶穌聖心會的修女，他在鹿草鄉蓋了一間「聖家貧民醫院」，葉神父和葉修女想回匈牙利一趟，但是醫院才剛蓋好，葉神父放心不下，因此猶豫不決，我們的會長知道這事後，立刻想到我，我想：「也好，反正也沒看過台灣。」於是，我到了台灣，正式接手「聖家貧民醫院」。

在「聖家貧民醫院」的十四個月，是非常棒的一段歲月。剛到時，語言不通，只有一位女孩為我做翻譯。來之前，葉神父告訴我，這裡沒有別的醫院，沒有其他醫生，而最缺的，是婦產科，我心裡想：「糟糕，又學錯了！」我想起之前那位修女告訴我的：「如果產婦生不下來，你就只能眼睜睜看著人家死。」所以我趕快回到醫院，再學一個月的婦產科。

回到醫院後，大家聽到我是要到傳教區服務，都盡力幫忙。在這一個月中，我專心學習接生及剖腹產。在學習的同時，醫師會告訴我，如果在當地沒有這些專業的醫療器具，可以用什麼東西來代替。在這一個月當中，我已經記不得自己開了多少刀、接生了多少小孩。

整個村莊的小孩都是由我們接生

剛到「聖家貧民醫院」，只見醫院的空架子，裡面什麼也沒有，除此之外，還有一輛芳齡十八的小麵包車。這輛車，裡面的零件，能換的都換過了。上街採購用品開這輛車，運送病患也開這輛車，舊雖舊，但是功能不小。

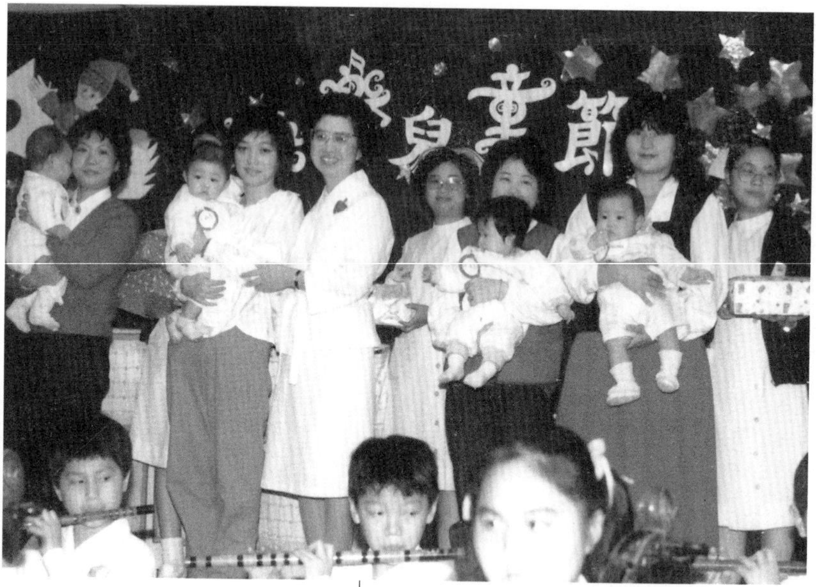

2003年。兒童是國家的希望，每年兒童節，陸幼琴都會與未來的主人翁歡度。（照片提供／陸幼琴）

當時衛生所派給我一位才十九歲，剛從羅東護校畢業的助產士，名叫江瑪麗。這女孩年紀輕、膽子小，凡是第一胎都不敢接，「因為很難生，很可怕」。

有一次，我和另外一位修女，正在醫院裡縫製床單、蚊帳，瑪麗騎著腳踏車飛奔而來的叫著：「修女，修女，生不下來，她一隻腳先下來，怎麼辦？」我拿起產包立刻跟著瑪麗跑，產婦家在田中央，車子進不去，只能走田埂進去，到了產婦家，裡頭只有一盞燈連著一條電線，人到哪個房間，燈就拿到哪個房間，掛在牆上的釘子上。

我到那裡的時候，燈泡正好燒掉，我們只好拿著隨身帶的手電筒，用來照明。這時我聽到小孩子的哭聲，原來是家中比較大的小孩，嬰兒還卡在產婦肚子裡。我用手把嬰兒的另一隻腳拉出來，但是頭還是卡在子宮頸裡面，瑪麗說：「老師說要按下巴，頭才下得來」，我說：「對，就這樣。」順利把孩子生了出來。

這是我第一次到人家家裡去接生的經驗。產婦家人非常感激，說要送東西感謝我們，結果，他們送了六個奶瓶給我們。

那一年，我們就這樣一步一步走過來，產婦來醫院生產，有時來不及準備尿布，就取餐巾布來代替。我想到老師還教過我，如果當時沒有消毒的東西，就買新印出來的報紙替代，但是誰想得到，鄉下連報紙都沒有！

還有，當時醫院裡只有一位護士，沒有人可以照顧新生兒，只好向隔壁的鐵匠訂做一個小床，我們再縫製床單，把baby放進小床裡，擺在媽媽床邊，讓媽媽自己照顧，以節省醫院的人力。

有一、兩次，遇到早產兒，而且是一對雙胞胎，但是腳和頭卡住了，只好趕快送到嘉義市的聖馬爾定醫院，準備剖腹產。但因住那裡比較貴，二十四小時後，我得再把產婦和孩子接回來。就這樣，一年當中，我接生了一百二十個孩子，整個村莊上都是我們的小孩。

也在那一年，我的母親因為胃癌開刀，父親送她到台灣來散心，順便到鹿草看我。當他們到鹿草的時候，幼稚園的小朋友，敲鑼打鼓的來歡迎，村莊上的居民還放鞭炮，母親非常感動的告訴我：「你爸爸從來沒有那麼光榮過！」

在「聖家貧民醫院」待了十四個月後，發生了中美斷交事件，修會怕會發生戰爭，強烈要求我回美國去，但是我放不下這間醫院，只好請另一位醫師來接替我的位子，才離開台灣回到美國去。

實現異想

重回台灣，加入醫學教育行列

回到美國十五年後，因為妹夫的叔叔，也就是東吳大學校長端木愷先生，與陽明大學的韓韶華院長是好友，韓院長希望能邀請我來擔任客座教授半年，順便看看外科訓練該如何改進，負責幫我安排的，則是榮民總醫院的沈力揚主任。

當時，我還是副教授，若要升為教授，就要有國際教學經驗，因此我立刻答應前來

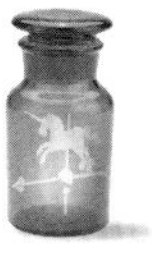

台灣。但還在聯絡的過程中，韓院長便去世了。當我到達機場時，沈主任的秘書來接我，他告訴我：沈力揚主任也去世了。原來，在之前聯絡的時候，沈主任便已罹患白血病，當時病情就已經不樂觀了。

我到了榮總，大家都在忙著沈主任的事，沒有人知道該拿我怎麼辦。就這樣我反而可以自由自在的安排行程、四處去看，之後便寫了一份建議書，直到現在，榮總仍然根據這份建議進行外科醫師的訓練。

這段期間，正好在香港的父親身體一直欠安，遠在美國的姊妹們，立刻差我就近去探視父親，還好這段期間我的時間很彈性，所以常常去香港探望父親。現在想起來，覺得這一切都是主安排好的。

後來，因緣際會之下，我到耕莘醫院擔任醫療副院長，負責管理醫務部和護理部。一段時間後，我發現：耕莘醫院和其他的天主教醫院一樣，都有醫療人才短缺的問題。

當時的院長姚宗鑑副主教、鄧世雄副院長和我，曾與其他天主教醫院共同連署，要求主教團考慮開辦醫學院，以達到醫療傳道的目標。主教團於是向輔仁大學校長羅光總主教，提出籌辦醫學院的構想。

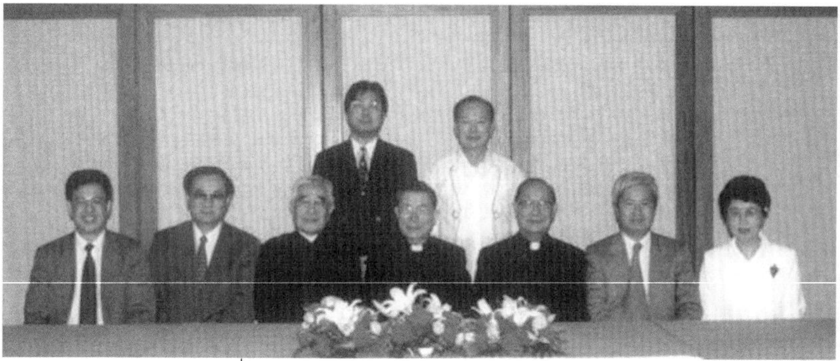

1998年，陸幼琴與一群致力推動教會醫療教育的學者專家協助籌備成立輔大醫學系（圖為陸修女與顧問團合影）。（照片提供／陸幼琴）

正式成立輔大醫學院

民國七十九年，輔大醫學院正式成立，由輔仁大學董事長暨台灣天主教最高領導人單國璽樞機主教著手籌設公共衛生系、護理系、心理復健系，十二年之後，再成立醫學系。民國八十八年，單樞機要求我去擔任輔大醫學院院長，其實，當時我已是耕莘醫院院長，日子忙得團團轉，根本忙不過來，但是單樞機希望輔大醫學院這個心血結晶，能有一個懂醫學的人來主持。為了分擔我的工作，單樞機在醫院與醫學院都增加副院長之職，以便讓我能去管理輔大醫學院。

在輔大，我與醫學系主任鄒國英推行林瑞祥教授由國外引進，在台大推行多年的PBL（以問題為基礎的學習）方式，但卻受到多方的質疑，他們認為：以台灣傳統填鴨式教育出來的學生，絕對無法適應這麼開放而靈活的學習方式，但是當我們到香港、新加坡、美國、加拿大等國考察之後，更加強了進行PBL的決心。

當然，其過程十分辛苦而且阻礙重重，不但學生準備起來辛苦，教授們更必須全心投入，不但要自己設計課程、寫教案，而且要面對課堂上隨時可能發生的挑戰。

三年後，我們看到了成績，學生的學習態度主動而且活潑，同時第一屆接受PBL教學的學生，還寫下「如何克服PBL」的書給學弟妹們，鼓勵學弟妹們共同攀登成功的高峰。

透過擔任輔大醫學院院長的過程中，我發現學生的適應力很強，韌性與耐力也是可以被訓練的。這讓我更加堅信，學生應接受「全人」的教育，不只是學校的教育，還要包括家庭及社會的教育。

說到全方位的學習，自己有些慚愧，我從小身體不好，所以從來不曾上過體育課，但是擔任外科醫生，最需要的就是體力，有時候動一個大手術，一進開刀房就是五、六個小時不能休息，所以我是當醫生後才開始培養自己的體力。

我看到許多學生時時刻刻都在讀書，不做運動、沒有朋友、不會做家事。但是真正「優秀」的學生，是除了豐富的知識之外，還要培養強健的體能、具有美學與知性、能融入群體、有高貴的情操，並懂得生活技能。

所以修會中有很多課程，是在學習煮飯、洗衣、縫補等所謂的家事，因為一個人必須學會照顧自己，才能照顧別人，而且不只是身體的照顧，還有心理的照顧，也就是靈性的部分，提升承受挫折的能力，才能面對人生很多的挑戰。

醫學與信仰間的拔河

很多人覺得，死亡就是回到主的懷抱，而醫生的工作，像是與主進行一場拉鋸戰。但我卻認為，死亡是人生必經的道路，說醫師是在救命，其實機會不多，醫療最重要的工作，是在減少人們的痛苦。

從天主的角度來看，人類很苦又很笨，祂要給的，我們又不接受，搞得亂七八糟，為了想要幫助我們，只好以醫師作為工具，讓人類走向死亡的路上不那麼的痛苦。

像在鹿草鄉的時候，很多的產婦，生得順利就獲得一個新生命，生得不順利，就只得到一副棺材。有了「聖家貧民醫院」之後，除了不足月的新生兒之外，幾乎沒有人死亡，而那些早產而亡的新生兒，我讓他們受洗，以便回到主的懷抱。

然而，當主的工具也並不簡單，培育一個人要幾十年的時間，但做沒多久，這個工具也老了，做不動了。

對我而言，最大的福氣，就是信仰，無論是擔任醫師這個職位，還是在私人的生活當中，信仰都給了我相當大的力量。

在耕莘醫院的安寧病房裡，住的都是癌症病患，他們都知道自己的情況，但是有沒有信仰，卻呈現出很大的反差。有信仰的病患，雖然有時候也會情緒激動，但是大部份的時間，他們是安定的，因為他們知道自己將來的路要怎麼走。而沒有信仰支撐的病患，甚至是病患家屬，他們的徬徨無助，隨著情緒表露無遺。

在修會與醫學當中，我也曾經有過內心的拉扯，因為醫師的工作，是機動性的，並不是說，訂好今天下午要開會，就一定可以參加。可是在我的修會裡，只有我是醫師，其他人無法了解我的工作型態。

在我還是總醫師的時候，有一位黑人母親的兒子前往越南當兵，回來探視胃癌的母親，這個母親在胃癌手術後，出現很多症狀，身上插滿了管子，我一天到晚都在忙她的事，有時候管子漏了，我就要去重新

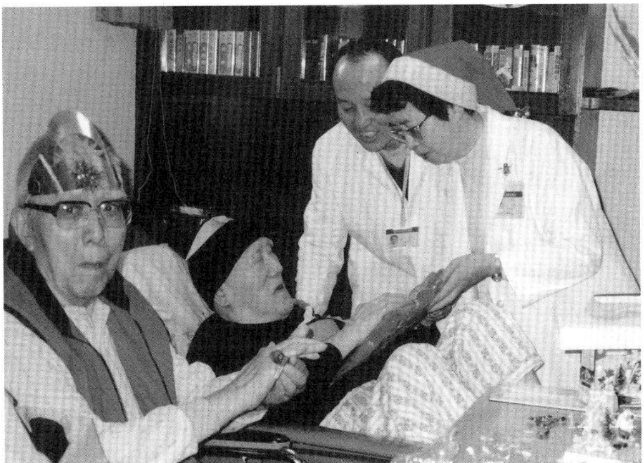

2003年。聖誕節當天，陸幼琴都會替聖誕老人為護理之家的長輩們獻上一顆溫暖的心。（照片提供／陸幼琴）

處理，他的兒子就在旁邊看。

有一天，這個母親情況極不樂觀，修會卻要求我回去開會，作靈性的分享，我看病人這麼緊急，內心很掙扎，可是會長卻強烈要求我參加分享，我心裡一邊掛記著垂危的病人，一邊心不在焉的分享。果真，等我回到醫院時，那位母親已經死了。我心裡很難過，覺得自己並沒有盡到最後一份力量。

但是患者的兒子卻對我表達深深的感激，希望在回到越南前，送一份禮物給我。我感動的跟他說：「你只要回越南後做一件好事，就算作送我的禮物好了。」這次事件之後，修會不再逼我參加開會，畢竟，完成主交付的使命，比開會來得重要許多。

其實，要在信仰與工作當中獲得平衡，自我的時間管理很重要。在我還是小醫師的時候，每天早上七點，總醫師就會查房，可是常常我早上做完彌撒回到醫院時，總醫師已經查完房了。總醫師很生氣我沒有在他之前先查房，當時我覺得很無辜，後來總醫師說，你可以先查房，再去望彌撒呀，我才像是被點醒一樣，覺得：「這麼簡單的事，我怎麼沒有想到。」

藝術與現實的抉擇

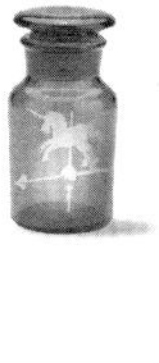

我在藝術方面的天份，應該是來自媽媽那邊的遺傳。媽媽自己根據畫譜學畫，就可以畫出非常美麗的作品。舅舅也是自己摸索著學習音樂而有所成，記得小時候在月光下，舅舅常彈著風琴，奏出優美的樂曲。

父親是個寡言的人，但是我永遠記得，父親曾經對我說：「你記性不錯，學醫會很容易。」當時的我只想要學美術，但是還是把這句話記在腦子裡了。後來到加拿大讀書，心裡想做個「有用」的人，但不知什麼才是有用的人？有一次聽爸爸的朋友說「藝術家很難生存」，尤其在加拿大，同班同學已經學了三年的法文和拉丁文，我卻什麼都還不會，所以雖然很想要參加學校裡的美術社團，但在修女的勸誡下，還是決定把所有零碎時間加上音樂課和體育課，全都投入在學習法文上面。也因此，不知不覺的，就把想要走美術的路給淡忘了。

十六歲之後，我便在加拿大讀書，雖然仍一心深愛著繪畫，但是卻無法真正去接觸繪畫，永遠都有比繪畫更重要、更緊急的事情要做。所以等到再度接觸繪畫，已是相隔三十年，且來到台灣之後。

我一直喜歡水彩，喜歡它的柔，喜歡它的靈活，喜歡它的多變，更重要的是，它可以很快的呈現出作品。有一天，看到一批畫，覺得那畫總能緊緊的扣住我內心的感覺，但卻不知作者是誰。結果有一天，某位神父說：「這些畫的作者是修會裡的人，他叫做鮑伯，本身是墨西哥人，娶了台灣的太太，水彩畫是他的副業，他真正的工作，是在教堂裡畫大幅的繪畫作品。」

神父問我想不想和他見面，我說：「好呀，我一直很喜歡他的畫作，當然想見見他。」我和鮑伯一見如故，他告訴我，如果我想當一個更好的醫院院長，一定要去學畫，他從來不收學生，不教徒弟，但是卻願意教我，也不收我學費，還提供大部分的畫具用品給我用。

從此，每週日下午，我便到他的畫室去學畫。後來我才發現，透過每週的繪畫課，我抒解許多工作上的壓力。事實上，若非如此，可能身心早已支撐不下去了。之後，鮑伯先生離開台灣，我試著在自己家裡畫畫，不過幾次之後就放棄了，因為畫一幅畫，要花去整個下午的時間，家裡空間又不大，真的是工程浩大。

攝影夢再度點燃

所幸，很快的，我又發現另一個抒解壓力的管道——攝影。

當時，耕莘醫院內有一群人想學攝影，一共有七十多個人報名，而我心裡埋藏已久

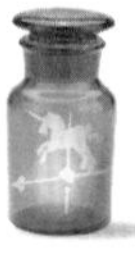

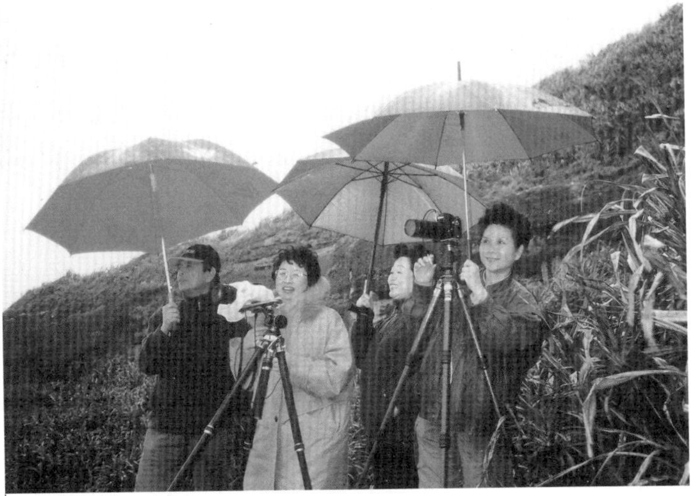

2003年11月，喜愛攝影的陸幼琴(左二)，與友人不畏風雨捕捉大自然的清靈。(照片提供／陸幼琴)

的攝影夢，再度被點燃。

記得十三歲那年春節，在香港的我，拿著少少的壓歲錢，心裡盤算著，如何買我早在店裡看中、一台十塊錢港幣的相機。我找爸爸陪我一起去買，爸爸爽快的一口答應，誰知道其實爸爸一點也不懂。

到了店裡，我指著那個最小最便宜的那台相機，但是爸爸看了一眼，就說「太小了。」立刻轉過頭去，並看中一台MAMIA的相機。這台MAMIA相機，有著大大的四方盒子，一看就知道價錢一定很昂貴。

爸爸一直和店員討論那台相機，我在旁邊很著急，一直暗示他，我要的是這台小台的，結果爸爸還是買下那台超出原先預算近兩倍的相機給我。就這樣，我擁有了充滿父親之愛的第一台相機。直到現在，每每想起這件事，我心裡仍備感溫馨。

記憶中保有這樣一個美好的經驗，自然而然，攝影一直是一件溫暖的事。但話說回來，喜歡歸喜歡，我從來可就不曾好好的學過攝影，總是自我摸索。所以一聽到院內要開攝影課，當然報名不落人後。

但也不知怎麼回事，全班從七十多人，一路學習下來，人數愈來愈少。有一天，代課的吳美玉老師準備了充分的資料，更針對每個學員，指出作品要如何拍攝會更精彩，讓大家的學習精神變得很振奮。

兩次之後，吳老師和大家成為朋友，雖然每次拍外景，我都因工作而無法同行，但只要我把作品給吳老師看，她都會給予指導，讓我的拍攝技巧益臻成熟。相較於繪畫，攝影所需的時間比較短，也比較機動，更符合我的生活作息，因此到目前為止，攝影仍是我最重要的自我放鬆管道之一。

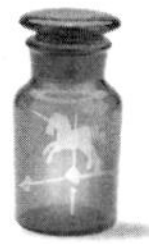

航向未來

人生，一切自有安排

我常覺得，人生有很多的事情，無論再怎麼樣精密的安排，常無法圓滿達成；但是也有很多的事情，它巧合到你不得不相信，你的人生並不掌握在自己手裡，而是在主的手中。

我們修會的會祖，是一位匈牙利的修女，而我們家也一直跟匈牙利神父很有緣。在香港時，父親最好的朋友，就是匈牙利籍的勞神父，他很有學問，同時也擅長拉小提琴。小時候，勞神父常到家裡和父親以法語聊天，所以他們談些什麼，我們都聽不懂。

當我和姊姊們到加拿大讀書時，一位香港來的匈牙利神父，代替父親來探望我們，當時我們住在學校裡，所以衣食不缺，但遇到放假，同學離開學校，我們就變成沒有朋友的人。因此神父就介紹在加拿大的匈牙利修女們，希望修女能在假日時，為我們安排一些活動。

修女們對我們很好，一到週末，就會帶我們出去走走，還會請我們吃冰淇淋。之後在聊天中，修女們知道我們認識勞神父，大吃一驚的告訴我們：「很多年前，勞神父要到中國傳教，大家曾特別為他祈禱，因為這一別，不知道還能不能再見面。」

隔了幾十年，修女們才知道，原來勞神父目前在香港，而勞神父朋友的孩子，就近在身邊。這樣的消息，讓修女們感動不已，原來，每個人的祈禱，天主都有聽到。

未來規劃交由天主

此外，我母親一直都是一位虔誠的佛教徒，我的外婆也是。後來母親生病，突然對我說：「你們都是天主教徒，那以後我一個人在另外一個天堂也很寂寞，我看我還是跟你們在一起比較好吧。」就這樣，母親成為我們家最後一個信天主教的人。

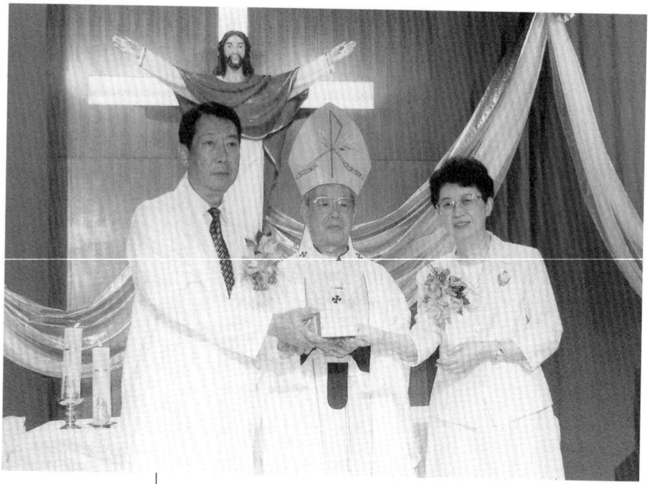

2004年7月15日，陸幼琴(右一)在天主教鄭再發總主教的見證下，卸下十多年領導耕莘成長的重擔，傳承給現任陳之凱院長，喜樂溢於言表。（照片提供／陸幼琴）

有趣的是，媽媽雖然信了天主，可是她還是維持以往的習慣，像外婆有一張很大的照片，母親就把它放在自己的房間裡面，每天炒完菜，就裝一小盤，放在照片前面，我們說：「媽媽，外婆她不需要啦，她在天堂什麼都有。」媽媽就會說：「我知道啦，我盡點心嘛。」

這是一種孝心，誰也無法改變的事情。

也因為人生的事，只有主才清楚，所以今年七月我屆齡退休，很多人問我：退休後有何生活規劃？其實，不需要任何的規劃，因為我知道：主早已幫我安排好未來要走的路。

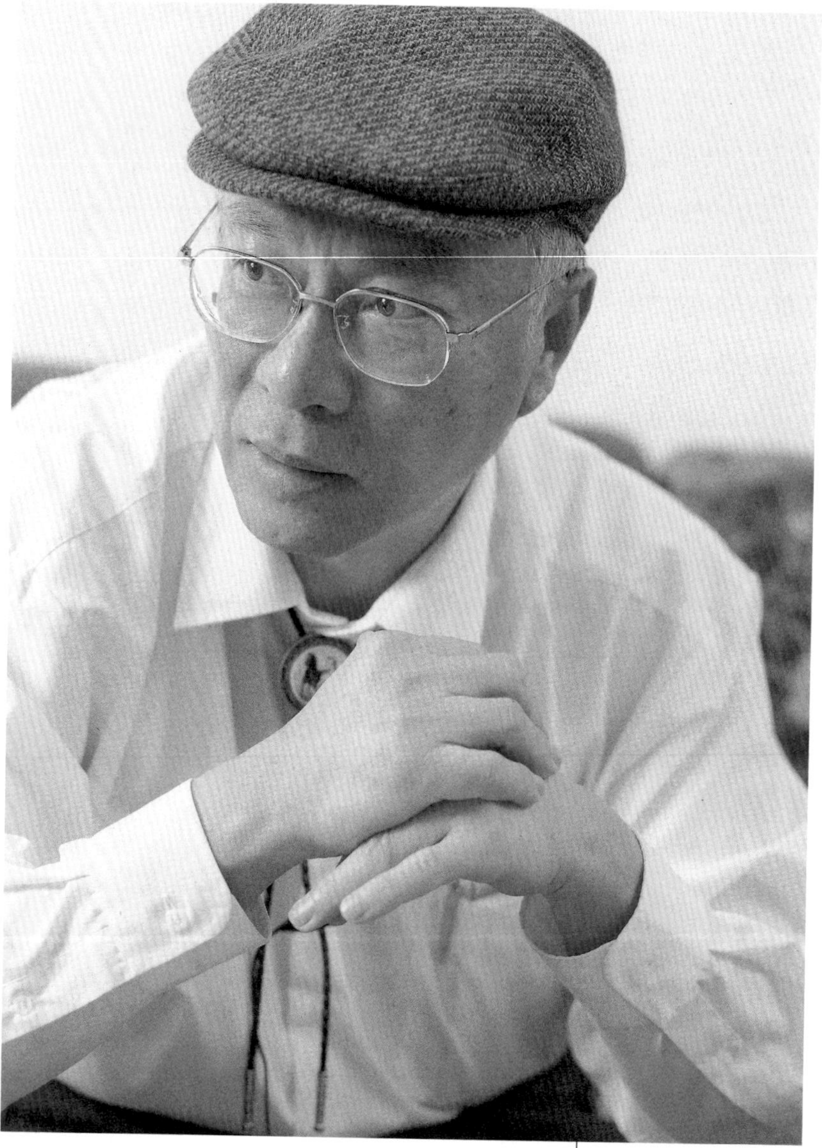

2004年2月接受大家健康雜誌採訪。
(攝影/萬瑩婕)

精神醫學大師 陳永興

陳永興 口述 林淑蓉 採訪整理

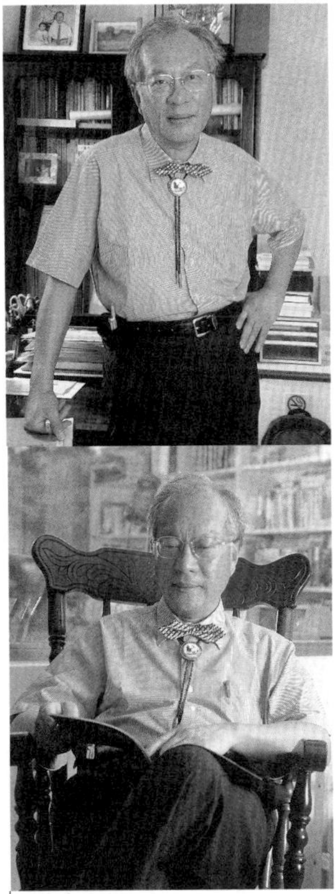

2004年接受本書採訪。
（攝影／余瑞霖）

1999年5月3日，開辦高雄市長期照護管理示範中心，與當時之衛生署署長詹啟賢(左二)等一同出席開幕典禮。
（上：照片提供／高雄市衛生局）

1999年10月4日，「第一口假牙」完成記者會，與參與老人們合影。
（中：照片提供／高雄市衛生局）

1999年12月5日，出席高雄醫療史料特展從高雄出發開幕記者會。
（下：照片提供／高雄市衛生局）

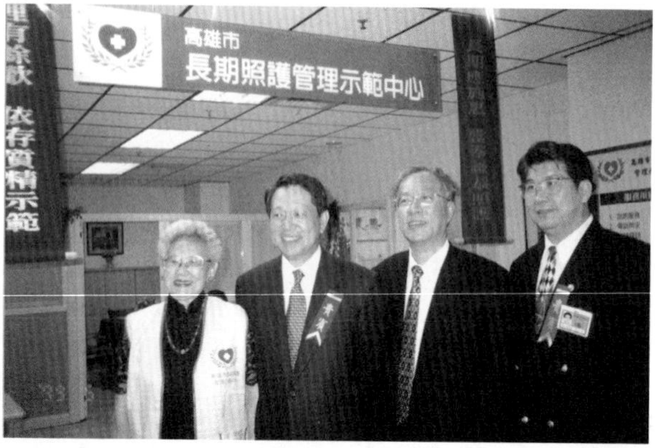

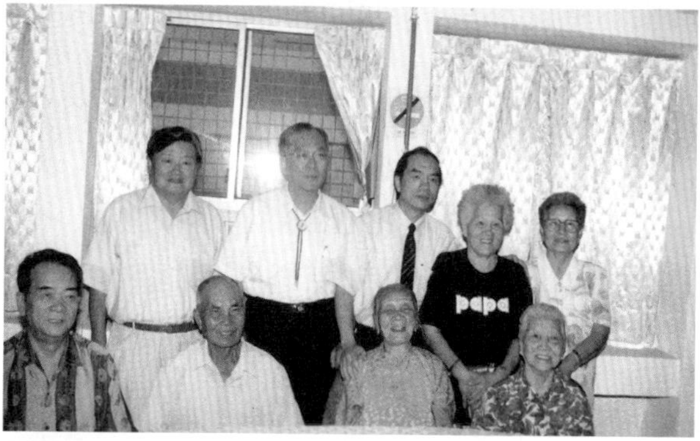

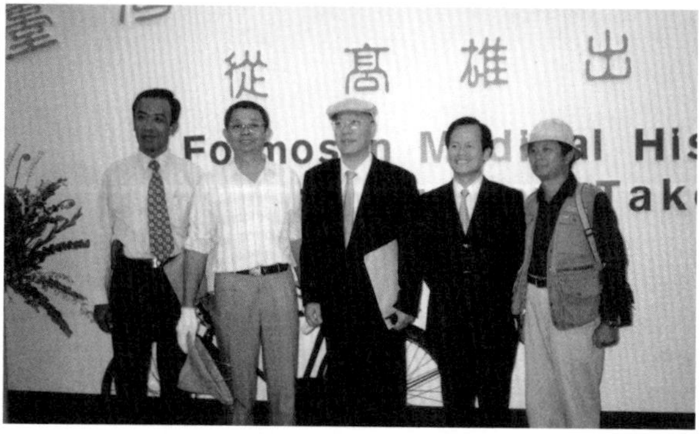

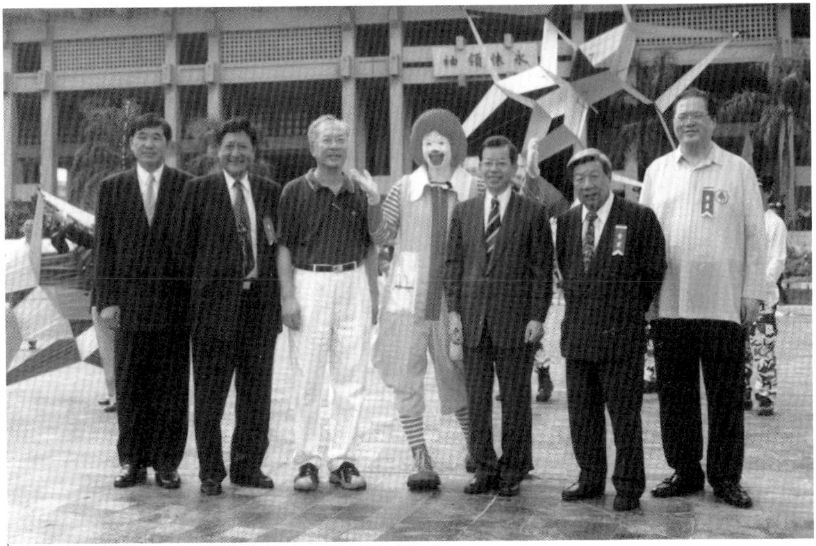

2000年4月22日，舉辦兒童健康博覽會暨宣導防治登革熱，和與會貴賓合影。（照片提供／高雄市衛生局）

陳永興

學歷：美國加州柏克萊大學公共衛生研究所
　　　高雄醫學院醫學系
現任：高雄市立聯合醫院院長
經歷：台北醫學院精神科主任
　　　台灣文藝雜誌社社長
　　　台灣人權促進會會長
　　　台灣醫界聯盟秘書長
　　　國大代表、立法委員
　　　高雄市政府衛生局局長
　　　高雄市立凱旋醫院顧問醫師
著作：《台灣醫界人物誌》、《台灣醫療傳奇人物》
　　　《醫學的愛》、《台灣醫療發展史》
　　　《柏克萊沉思》、《天公疼憨人》
　　　《山地服務在霧台》
　　　《醫療、人權、社會》
　　　《拯救台灣人的心靈》
　　　《診斷台灣》、《台灣之愛》等書
獲獎：1984年台美基金會社會服務獎
　　　1997年高雄醫學院傑出校友獎
　　　1999年賴和醫療服務獎
　　　2002年行政院「法制再造工程」銀斧獎

成長過程中的體悟

我的父母對我的影響很重要，母親是個很體貼人、很會照顧人的女性。親戚、朋友、鄰居中，如果有需要她幫忙的，她都會很慷慨地去幫助別人。她以身教影響著我的成長。

此外，在高中階段，我住在一個天主教教會辦的學校宿舍，那是在台南一中的旁邊，在那裡我認識了一位來自西班牙的神父，他的中文名字叫袁國柱，現已過世。當年讀高中時，他就在管理那個學校，他與學生們生活在一起，教我們運動、讀書，並且照顧我們的生活。

那時候我就常常在想，要當一位神父，一輩子不結婚，也沒有什麼家庭生活，離鄉背井，來到一個遠離他家鄉的國度，也不為任何名利（因為我知道待在教會，所得也只是一份很微薄的薪水），然後一輩子奉獻給台灣這片土地，照顧這裡的年輕人，教育他們，陪著他們成長，鼓勵這些年輕人去做很多對這個社會有利的事情，他究竟是要追求什麼？

從他身上，我感受到什麼叫做奉獻，什麼叫做服務。當然，也許他有他的宗教信仰，覺得他做的這些事情都是應該的，是他人生的最大意義。我不是天主教徒，不過因為他的關係，我可以感受到人生真的是可以為別人而活，不一定是追求自己的利益，或者是滿足自己的私利。

在成長過程中，有機會感受到這種無私奉獻的崇高情操，對我的影響是很大的。

一開始志不在學醫

我早年很喜歡讀一些偉人傳記，歷史上的人物言行當中，有很多值得學習的地方。其實不管在任何行業或領域，能夠成功者，都是遭遇過很多困難、挫折或打擊，沒有人是僥倖獲得成功的。

例如，當年我考進醫學院的時候，其實是蠻挫折的。我並不是和一般人一樣，認為考進醫學院就很了不起，因為我一開始，志不在學醫。當時很希望自己學業完成之後能做一個法律工作者，為社會上受到欺壓的人鳴不平或維護社會正義、保障人權。

我也曾想過當個文學家，可以藉由創作反映大多數人內心的痛苦，為大眾發聲。

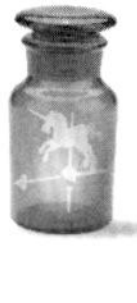

可是我的父親卻希望我去學醫。多數人在年輕時，多少總有些叛逆，當然我也不例外，當時總是覺得無法如自己的願。所以，去學醫，在心態上是很心不甘、情不願的，甚至覺得雖然注定要走上這條路，但這條路卻不是自己想走的，有著強烈的排斥感與挫折感。

醫生有很多不同的當法

後來，我讀到了史懷哲的傳記，才忽然發現，世界上也有這樣的醫生：他四十歲以後才學醫，也放棄了他社會上原有的地位及學術上的成就，願意在學成後，到非洲最貧窮最落後的地方去行醫救人。這帶給我很大的啓示及鼓舞，也才豁然發現，原來當醫生有很多不同的當法。可以做一個為愛奉獻的醫生，不一定要像某些為了賺錢才學醫的人一樣。因此我也想通了，原先那種不甘願的心情也平復下來了！於是我下定決心，要學好醫學，這樣才能為民服務，拯救大眾。

在讀醫學院的前幾年，也就是在大四以前，特別喜歡看些課外讀物，研讀了很多台灣史方面的書，進而發現也有很多早期的醫生，都是肯為廣大百姓奉獻的好醫生，這些事蹟都是很感人的。

像彰化基督教醫院的創辦人藍醫生、日據時代的台灣醫生如蔣渭水、賴和、杜聰明等，都曾經為台灣本土的百姓奉獻所學。他們都不是為了自己的收入在工作，例如蔣渭水，他一輩子行醫的收入幾乎全部奉獻出來，去辦報紙，去組織政黨，替台灣的同胞爭取了很多權益。因為那時候的台灣是被殖民統治，他出來反抗日本人，為百姓做了很多事情，所以他身後一毛錢都沒有留下來，是一位很讓大家敬重的醫師。

而賴和，在病人沒有錢付醫藥費時，他不但會幫病人免費治病，還會主動自掏腰包，拿錢出來給病人當車資，讓病人回家時能坐車回去，所以很多受過他醫治及幫助過的病人也很感念他。他也寫了很多優秀的文學作品，反映了那時候窮苦百姓的生活疾苦。

我讀他們的東西，都很受感動。

我覺得，一個人，如果可以從別人的身上認真的學習，或從歷史中找到感動的人、事、物，自怨自艾就很沒必要。有時候我也會跟我太太說，其實比我們努力的人，比我們奉獻的人很多，我們做的其實還是不夠，還有很多可以加強的地方，我就是用這個想法來鼓勵自己，不斷地往前走。

三個原因選擇精神科

學醫時會選擇精神科，有三個原因。一是我本來就對人文、社會關懷方面比較有興趣，我覺得精神醫學是在醫學這個很寬的領域中，比較重視人文跟社會的一個分支，比較符合我原來的性向，這是很重要的一個原因。

再者，我學生時代曾參與過很多社會服務的工作，也曾到高雄的生命線當義工。我每天去生命線值班接聽電話，想自殺的人或徬徨無助的人就會打電話進來。當時我就發現，社會上有很多的人，不一定是身體方面有疾病，有可能因為心理上的困擾，或因為情緒的失控、精神方面的問題，或因為家庭失和或失業等等問題，都想要放棄自己的生命，我覺得這是很可惜的。我當時的工作也可以挽救很多人性命，這也讓我認定，選擇精神科，可以幫助許多過去不被注意到的這類病人，或社會上不為人所重視的精神疾病。

第三個原因是，在那個年代精神科醫生很少，我醫學院畢業的時候，大部分的同學都選擇內科、外科、婦產科、小兒科……等所謂的大科，像精神科就是很偏冷門的小

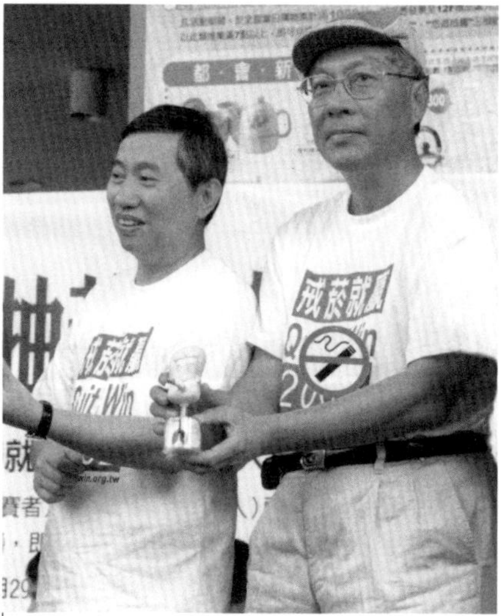

2002年4月13日，陳永興（右）與翁瑞亨（左）一同出席「不抽菸、來抽六十萬」戒菸就贏宣導活動。（照片提供／高雄市衛生局）

科，沒有人做。我當時覺得，沒人願意做的事情，才值得做。這個社會上，沒人關心的人，你應該去關心，或是沒人發現的問題、沒人肯去的地方，才需要你去！如果有個工作大家都很想做，其實你做不做都無所謂，因為有太多人都去做了。可是我們做社會服務工作的，都是要注意那些沒有人關心、有需要的人，因為他們可能不被大家注意，可能沒人幫他們，所以我們就得幫。

就因為有這樣的三個想法，讓我去選擇精神醫學。

萌芽發展

與父親的溝通磨合

我小時候，想法常常與我父親的想法不一致，我的母親是比較了解我及體貼我，她會給我許多鼓勵，至少不會阻擋我的意願。可是我的父親，大概從我大學時代開始，他常常就會用一種勸誡的方式，要我好好從醫。父親認為，在台灣社會中，醫生是一份很好的職業，有很好的收入，也能把自己的家人照顧好，就已足夠。他總是覺得，我老是愛管那麼多閒事。而且他覺得台灣社會其實不是像我們年輕人所想，是那麼理想化，或者是你去幫助別人，就能得到應有的效果。

他認為有時候我去管別人的事情，或是為了社會公益，到後來涉入了政治，覺得很多不公平、不合理的地方需要去改革、改善，這是很危險的。他認為年輕人不懂世事，不懂現實可怕的一面。當然他是因為愛子心切，認為我那樣做，對我是很不利的一件事，也許會傷到自己。所以我高中到台南讀書，就沒有住在家裡，雖然大學考上高雄醫學院，我家就在高雄，我還是沒有住在家裡，這是我的選擇，因為我認為，我與父親常常有價值觀念上的衝突，常常要與他辯論，容易傷了父子感情，我又很敬愛父親，所以寧可選擇外出自己租房子，這樣也能學習獨立。

兩代之間的代溝或價值觀念，要能互相容忍是很難的，尤其在那個青少年時期。不過，到我出了社會，工作了一、二十年之後，這個情況慢慢有改善。我想一方面是父親也發現到我還是有能力照顧好自己，大概不至於像他早年所擔心的，會出事情；另外，我也經歷過很多的人生挫折，看到社會比較現實的一面，我也了解父親所說的不是完全沒有道理，雖然我還是有自己堅持的一些理想，但我比較容易體諒，在年輕時候，他為什麼會阻擋我，或者是勸誡我不要做某些事，我想這是很自然的一個過程。

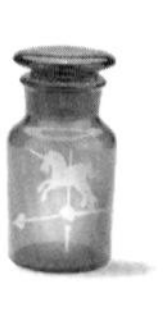

有些事要花一輩子去做

當了精神科醫生，我才知道，世上有的事不是你要他三個月好起來，他就會好起來，有些事要花一輩子去做，這個認知使我人格更加成熟。回過頭用這個角度看事情，就不再那麼急切。現在我已經了解：台灣的問題不是革命就能解決，我知道一輩子要做什麼，就算有再大的挫折，我都能忍受，也許我在做一件一輩子都沒有成就感的事，但是，我把我的成就感建立在：「一輩子沒成就感的事，我還能做它！」

當覺得孤單、挫折、無力感、寂寞而想退怯時，就想：「這世界上又不是只有你一個傻子而已」，從書中可以找到一樣還在執著理想的瘋子，所以，你並不孤單，激勵自己再堅持下去。還有就是專業給我的幫助，年輕時我很急切，有點像革命份子，希望把不合理的事情掃除掉。從事精神科領域的工作之後，發現病人不是那麼快就會復原，一個精神科病人也許要二、三十或四十年長期照顧，也不見得會完全痊癒，到後來可能連家人都要放棄他，可是，我不能放棄我的病人。

現實的社會的確會帶給人很多挫折，使我們喪失原來的理想，我覺得愈年輕開始培養熱情愈可以撐得比較久。

缺乏信心的台灣社會

台灣本來就是一個比較缺乏信心的社會，不只在公共衛生領域或在傳染病流行的時候有這種現象，在平時面對政經情勢變化時，也可以發現這種特質，例如，政經情勢稍微一個風吹草動，股市就崩盤，很多人就忙著移民……，這些其實都是缺乏信心的表現。這種信心缺乏源自於歷史因素和教育制度：台灣人從未當家作主，沒有自己掌握過自己的命運，老是覺得自己容易受影響，對自己沒信心；而我們的教育制度讓小孩子從小就接受一元化、有標準答案的教育，教科書由國立編譯館統一制定，考試題目相同，也都有標準答案，根本沒有訓練小孩子獨立思考判斷的能力。如果從小訓練小孩子作分析，自己下決定，在下決定之前，要去蒐集資料、了解真相，進而分析判斷。由於缺乏這種訓練，造成大家變成別人怎樣、自己就怎樣，形成一窩蜂的現象。

我覺得要改善這種現象，要從兩方面來著手：一是政府應該提供充分透明的資訊，讓民眾知道事實的真相其實並沒有那麼可怕，台灣並不是第一次碰到傳染病，以前瘧疾死那麼多人，比SARS可怕多了，但我們是怎樣克服它的，大家就會發現：對呀！那麼恐怖的病，我們都可以控制，這一次也難不倒我們。第二，用現況讓大家作比較，像越南、香港、泰國等東南亞國家，甚至於其他國家碰到這種事，他們是怎麼做，讓大家分

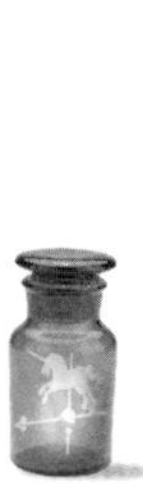

析比較，就會發現台灣做的並沒有比別人差，更何況台灣的醫療設施、公共衛生的人才都不比別人差，過去我們也做過成功的案例，其實不必慌張失措。

像AIDS就比禽流感恐怖多了，但媒體就是不去報導。中國大陸有好幾百萬AIDS帶原者，每天走私進來的大陸偷渡客有多少？台灣人去大陸找女人的有多少？如此，AIDS就容易帶進台灣，但是大家不重視這個問題。另外，結核病在台灣一年就死掉一、兩千人，至今也沒有做很好的個案追蹤，大家也不警覺。反觀禽流感，台灣至今尚未有一個個案是從禽畜身上傳染到人類，似乎沒有必要過度恐慌。

我曾經對媒體說過，不論是SARS疫情，或是經濟不景氣、失業問題，社會各界面對這些棘手的難題，不應由某個政府部門獨力解決，而是整合全民的力量，特別是豐沛的民間資源，更要多加利用，大家共同齊心協力，才有辦法解套。

另外，民眾觀念的改變也同樣重要，對於精神、心理與情緒的困擾，不再諱疾忌醫，應勇敢的尋求專業精神醫療協助，同時教育人民，類似憂鬱症等精神疾病其實可以治癒，只要及早發現正確治療，是可以藥到病除。而精神醫學界也應主動出擊，延伸服務觸角至學校、工廠，推廣精神衛生教育，提早防範可能的自殺因素。我認為，面對全民愈來愈「鬱卒」的集體情緒，不能全怪現任政府，但執政者此時更應展現解決問題的能力，幫助大家，讓大眾沒有悲觀的權利，進而帶領人民找到幸福的明天。

實現異想

不同的角色，都認真扮演

從過去到現在，我扮演過很多不同的角色，當過國大代表，在修憲過程中，曾經為了總統直選，在台北車站睡了五個晚上，最後被水柱沖，一個個被抬走；在國是會議中，與一些伙伴結盟，最後真的把國民大會廢了，實現總統直選的理想。後來我又到立法院，如果立法院要選十個最好的立委，我有資格入選，當時人本基金會、婦女團體、原住民團體、勞工團體……的評選，都認為我的表現很好。

我在政治圈很認真，事實上也發揮了影響力。但是，後來我也有很深的挫折，感到非常無奈。

一是我一直參加教育委員會，那幾年修了很多法案，像是將過去沒有任期、一直當到退休的校長改為任期制。校長抱怨：一旦有任期，校長做完要回去當老師，可是，他不會教書，而且，兩者的社會地位落差很大。其次，將教科書改為多元化，我的想法

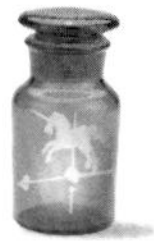

是，誰都可以寫教材，至於誰來決定用哪一本，根據民主精神，應該由學生自己決定，但是，大學生有能力選，小學生就比較難，那第二順位應由家長選；又有人說，很多課本很專業，不是每位家長都懂；第三順位應該由老師選，總不會是校長、教育局長、教育部長決定，這沒道理，違反民主由下而上的精神。可是，卻有很多教師找我抗議，他們認為：「簡直在找我們麻煩，以前一本教科書多好用呀！」教科書多元化之後，老師們要看很多教科書，要去比較哪一本比較好，老師覺得要自己做決定實在很痛苦。當時我就發現教改不會成功，因為，要改變教材、制度、經費……都不難，最難改的是人的觀念，老師和校長換不了，他們腦袋裡的東西，沒改變，所以，教育改革推不動，到現在十年了，還在那邊吵來吵去。一個社會要進步，教育應該走在最前面，台灣卻是每一個階層都有大幅改變，只有教育被拖著走。

二是有一天，四、五十位鄉親到我的花蓮服務處，要我帶他們到立法院去抗議，原因是衛生署推出「嚼檳榔會得口腔癌」的廣告，希望大家不要吃檳榔，花蓮有一、兩萬人靠檳榔為生，衛生署的廣告影響他們的生計。我是學醫的人，知道衛生署的做法完全正確，所以，拒絕選民的請託。選民當場威脅我：「你還要不要選？」我思索了一下回答：「我還是會選，但我不帶你們去。」我沒帶從事檳榔業的花蓮鄉親去立法院抗議，他們還是包了十二部遊覽車到了立法院，全台灣來了五萬人，許多立委都出來接見，還把當時的衛生署長張博雅叫出來，立委輪番上去罵張署長，有一位立委甚至於當場吃起檳榔，還把檳榔汁往張署長臉上噴過去，說：「我從小吃檳榔到現在也沒得口腔癌，衛生署的廣告根本胡說八道，把衛生署廣告全部刪掉！」然後，全場歡聲雷動。看到這一幕，我發現立法院不是講道理的地方，當下決定不要當立委了。

堅持服務與改革

我曾經在任公職時，某天在下班後晚上出門散步，於返家途中，突然遭受不明人士暴力攻擊，頭部受傷血流如注，被送醫急救縫了十三針，如今傷痕仍在。案發當時經過新聞媒體報導，引起社會大眾及師長親友震驚與關心，當時經一星期後我雖已拆線回到工作崗位，仍不斷接獲慰問電話、信件，可見台灣社會中仍然充滿人性溫暖與對改革的殷切期待！

世新大學教授李筱峰曾說我是「瘋子」，說我平日關懷弱小，憐貧愛眾，經常參加社會服務，也經常利用暑假聚集青年朋友上山為原住民同胞免費醫療服務。

我原本是醫生、人權工作者、文化工作者、社福工作者，踏入政壇的目的就是希望建立更合理的制度。可是，親身參與之後才發現，台灣的問題不在政治，政治也很重要，但最根本的問題要回到價值觀，簡單的說，就是心靈改造的問題。政治改變只是表面的改變，就像今天政黨輪替，許多問題並沒有改變，因為，公務員沒有變、教師還是舊思維，如果大家的行為模式、思考模式沒有變，那換誰當總統都一樣。

我認為最根本的問題在於民眾的教育、人的價值觀、年輕人的培養，所以，我又回來從事教育工作。現在有人請我去演講，二種演講一定去，一是學生，二是民眾教育，反而專業的領域很少去參加（似乎沒那麼重要，因為已經做得不錯）。

二二八平反運動

我在一九八七年發起二二八平反運動的時候，我並沒有把它當作政治事件，而是當作社會心靈復健工作。我是精神科醫師，我發現台灣人為什麼對政治那麼害怕、恐懼或冷漠，甚至於逃避去面對政治問題，那是來自於二二八大屠殺的陰影，再加上四十年白色恐怖和戒嚴統治，對台灣整體社會造成揮之不去的創傷，因此，二二八犧牲那麼多台灣菁英，四十年來沒有一個人敢替他們講一句公道話，家屬受那麼大的委屈，也沒有人敢公開安慰他們。

我真的很感慨，四十年了，台灣民主意識提高、經濟發展、教育普及……，可是，對二二八的恐懼居然四十年不變，就如同成語所言：「一朝被蛇咬，十年怕草繩」。既然已經看清楚是草繩，為何還把它當作蛇？那就是自己沒信心。我從事二二八平反運動時，包括所有反對運動領導者都對我說：「不可能！國民黨今天還在執政，怎麼可能道歉、賠償、還把二二八訂為國定紀念日呢？」但是，我當時很有信心，我不在乎政府要不要道歉，我要挑戰的是台灣人自己有沒有信心，人民有沒有勇氣自己站起來。假如我們對自己的社會有信心，就應該給這些人一個公道，給他們一個歷史交代，給家屬應有的安慰和補償。

做對的事，不需別人的同意

如果認定一件事情是對的話，當我們要去做的時候，不需要問別人同意不同意、政府准不准，政府是為人民服務的，如果相信台灣已經民主化，政府不過是跟著民意走，那有什麼好擔心的，為什麼不能平反？我認為要把二二八訂為國定假日是很簡單的事，只要所有台灣人自動放假一天，那就是國定紀念日，何必要政府宣佈呢？你那天要放假一天有那麼困難嗎？

當我開始做的第一年，大家都很害怕，第二年就有更多的團體出來，第三年立法院就開始討論、起立默哀，接著，當時的總統李登輝就接見家屬……。我當時的訴求，在短短五年內全部實現，包括制定為國定紀念日、制定賠償條例、建二二八紀念館。

我把二二八當作心靈重建工作，這是我當精神科醫生的本質，這件事給我很深的感觸，我認為台灣人要從陰影中走出來比較健康，人民要對自己有信心，才能做國家的主人。

航向未來

積極進取的價值觀

我們學醫的人，第一個都會想到身體的健康，但健康卻關乎於遺傳的體質，關乎於先天的條件，有的人就是比較容易得到某方面的疾病，這跟他們的遺傳基因有關係。因為精神的部分跟大腦也有關係，一個大腦是不是很健康，它也是有來自遺傳的部分，而這部分則是不可或缺的。

所以我覺得很感恩的是，父母給我一個很健康的遺傳基因或體質，當然在後天的成

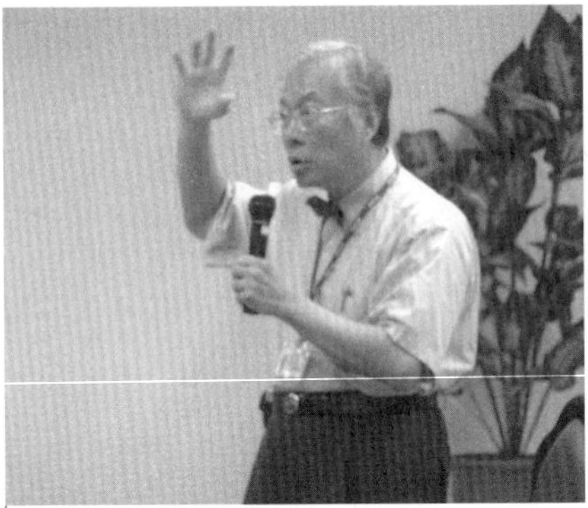

2004年陳永興於董氏基金會主辦之「認識憂鬱，心健康」宗教人員專業研習中授課情形。
（照片提供／董氏基金會）

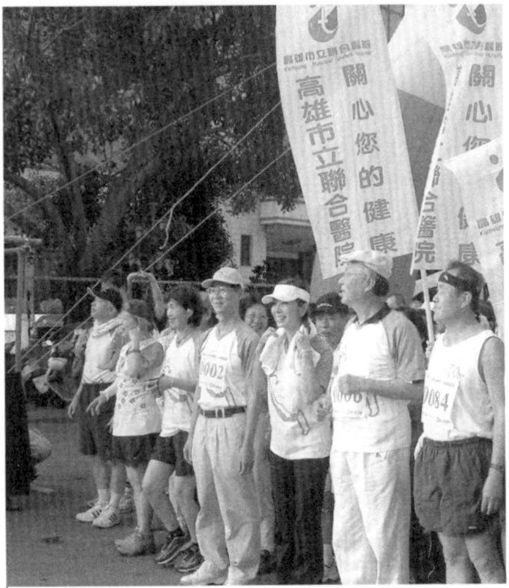

2004年10月3日「活力加油 憂鬱遠走」心理健康路跑活動，在高雄市新光碼頭廣場開跑。圖右二至左為：高雄市立聯合醫院院長陳永興、活動主持人陳美鳳、高雄市政府衛生局長韓明榮、高雄市立凱旋醫院院長陳明招。
（照片提供／吳信安）

長過程裡頭，人的價值觀念是學習而來，也就是教育、看過的書，或是從別人身上受到的影響，經由自己的思考或體會，慢慢的培養出自己的人生觀或價值觀，這部分我覺得跟一個人的心靈上健康有著絕大的關係。假如你的人生價值觀就是比較積極、比較肯正面思考的人，有著信仰或是人生的目標，那你必然在做事情也好，待人接物方面也好，都會有著比較積極的正面心態。

現今社會，在這種很忙碌的工作中，人的生活壓力都是蠻大的，到處都是競爭，每天都會面對很多的壓力，怎麼讓自己有充分的休息時間或娛樂的時間，這類的安排也是蠻重要的。不管怎麼說，人都應該要有一種比較健康的生活方式，或是生活態度，要有積極進取的價值觀念，這些會使人在精神方面或心靈方面持續保持在健康的狀態。

其實閱讀，聽音樂，多做戶外運動，對心靈的健康或是身體上的健康都有著極大的幫助，有這些良好的興趣，會比酗酒或縱情於聲色犬馬來得有助益。

台灣的醫學教育要再檢討

有宗教信仰和沒有宗教信仰的人，對生命的詮釋和想法可能不一樣；而醫學之愛，雖不等同於宗教，可是無可否認，學醫的人對生命的體驗，會比一般人有更深的感受。一個學醫的人終其一生致力維護生命，包括給人一個健康的生命，如何解除病人的痛苦，讓他的生命更有尊嚴……。

從這個出發點看社會或醫病關係，就會有自己的哲學。台灣目前的醫學教育、醫療生態恐怕有必要回到這個基本哲學面再檢討，因為我們的醫學教育著重在專業技術層面，醫生懂得看病、醫病，但對於最根本的生命的價值觀、為什麼來學醫、想做怎樣的醫生……等問題，欠缺深入的檢討，但是，缺少這個哲思，醫學會變質。

就像我發現目前全台的醫院都變成健保局的特約醫院，忘記了醫院創立的使命或宗旨，像是教學醫院當初為什麼要創立？教會醫院、財團法人的醫院……，一定是各有出發點。可是，現在不論是什麼醫院，軍醫院、榮民醫院、教學醫院、教會醫院……，全部都按健保局的指揮在工作，當健保局給付什麼項目，大家就做什麼；一旦健保不給付，大家就不做了，每個醫生在做醫療工作時就在擔心：「如何申請到更多給付？健保局會不會刪掉我申請的給付？」就這點而言，健保局對台灣整體醫療發展，的確造成很大的危害。

而我給醫生的建議是：不要再去想健保給付的事了，就算天天想，也不會多申請到一毛錢，醫院就讓院長或行政副院長去傷腦筋，去和健保局協商就夠了。

傳統的醫學教育和現實以利益取向的醫療生態有嚴重脫節，這對整體醫學發展很不好，我覺得社會上，或是醫界本身，應該有反省的力量。最近我回到醫學院教書，但是，我不教精神科，只教大一的通識課程，像是醫療史、醫學倫理，我認為醫學院的新生還沒定型，我可以給他們一點不同的價值觀，讓他們自己思索：「當一個什麼樣的醫生才是有價值的醫生？」將種子撒到他的心田，也許將來會有開花結果的一天，社會上可以多一些不同價值觀的醫生，說不定還有一點救。

未來想去非洲行醫

我覺得生命有限，必須要及時把握。一個醫學院學生畢業已經二十六歲，完成人生第一階段；接著的二十六年算是第二階段，通常在追求事業的成長，為了家庭、小孩而努力，在社會上非常活躍。人生到了最後的第三階段，如果還在做和第二階段相同的事，其實很沒意思。最後這個階段我想做：過去很想做，可是沒機會作的事。我想做的事有：一是去非洲行醫。我原本不喜歡念醫學院，在大一讀了史懷哲的傳記之後，不甘願的情緒才平復下來，我發現不一定要當以賺錢為目的的醫生，也可以當像史懷哲那樣的醫生，所以，如果家人支持我，職場的同事也讓我退休，我想找一群志同道合的人，到山區、非洲那些沒人要去的地方服務，做學生時代我們愛做的事。

醫藥衛生的社會教育

再來是從事社會教育工作。我很想要成立一個基金會，專門從事精神病人的衛生教育。當了二十多年精神科醫生，最痛苦的事就是病人不想看你，國人覺得看精神科不是好事，造成精神病人不願被貼標籤；而病人和家屬對精神疾病有許多誤解，有些病人明明需要長期追蹤治療，他就是不願意配合，臨床醫生天天在看病患根本來不及，應該訓練很多人去做精神疾病的教育工作。另外，我也想開一個醫療衛生教育的電視節目，很多人可以念到博士學位，當大公司的董事長，卻不知道肝在右邊還是左邊；市面上有些藥號稱什麼都能治，從頭可以醫到腳，居然還賣得很好……，台灣知識水準很高，醫療知識卻低落，我想透過大眾傳播媒體導正錯誤的醫藥衛生知識。

整理歷史檔案

三是整理歷史檔案。台灣是一個沒有歷史感的國家，任何行業都不太了解這個行業過去的發展，我已經在作一些醫療史的事，其他行業也可以有科技史、農業史、教育史……，都可以整理出一套史料。現在單單一個台灣歷史就一團亂，各說各話，不知該從哪裡說起。

想提昇人的品質

我是一個對生命有熱情的人，直到現在，和大學生在一起的時候，我覺得自己比他們更熱情，在人生的第三階段，還想去做有興趣、不必考慮收入，而且有可能去實現的

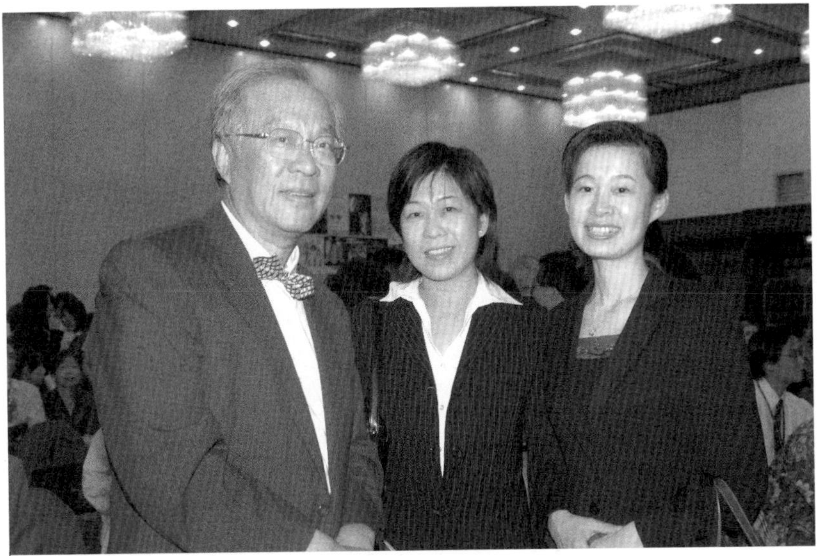

2004年陳永興參加董氏基金會20週年茶會，與董氏基金會心理衛生組主任葉雅馨（中）、7-ELEVEN公共事務部部長王文欣（右一）合影。（照片提供／董氏基金會）

三個夢。

我這輩子最想做的事是：「提昇人的品質」，尤其是台灣人的品質，台灣獨立曾是我年輕時的理想，現在對於獨不獨立有不同的看法，我覺得，台灣人的品質好不好才是問題，獨立了卻是三流國家，人家還是看不起你，所以，人的品質最重要，作一個精神科醫生，我能夠提昇人的品質，培植更多有理想的年輕人，肯為這塊土地打拼，這就是一輩子的工作。

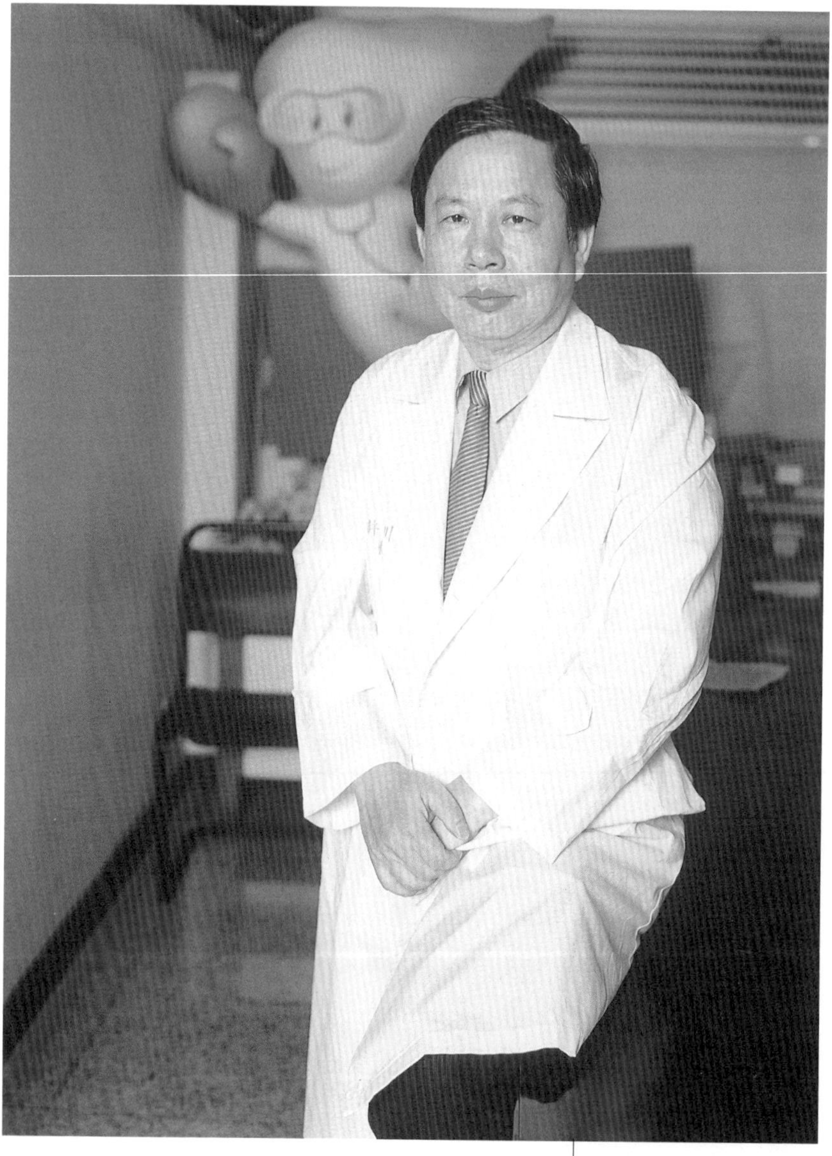

2004年接受本書採訪。
(攝影/豆照勳)

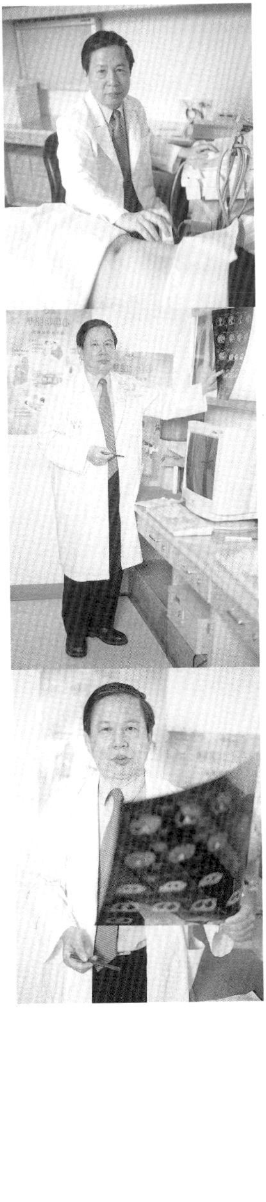

衛生教育的實踐家許金川

許金川 口述 徐南琴 採訪整理

許金川

學歷：台大醫學院臨床研究所醫學博士
美國國立衛生學院，國立癌症中心「NCI」客座研究員、台灣大學醫學院
現任：台大醫學院內科教授、財團法人肝病防治學術基金會執行長
經歷：台大醫院主治醫師、台大醫學院內科教授
專長：內科學、肝臟學、超音波醫學
著作：《戰勝肝癌》、《愛肝加油站》、《名人抗肝病》等
獲獎：中華民國第一屆國家公益獎中華民國癌症醫學會癌症研究傑出獎
國科會傑出研究獎宋瑞樓教授學術基金會優秀論文獎

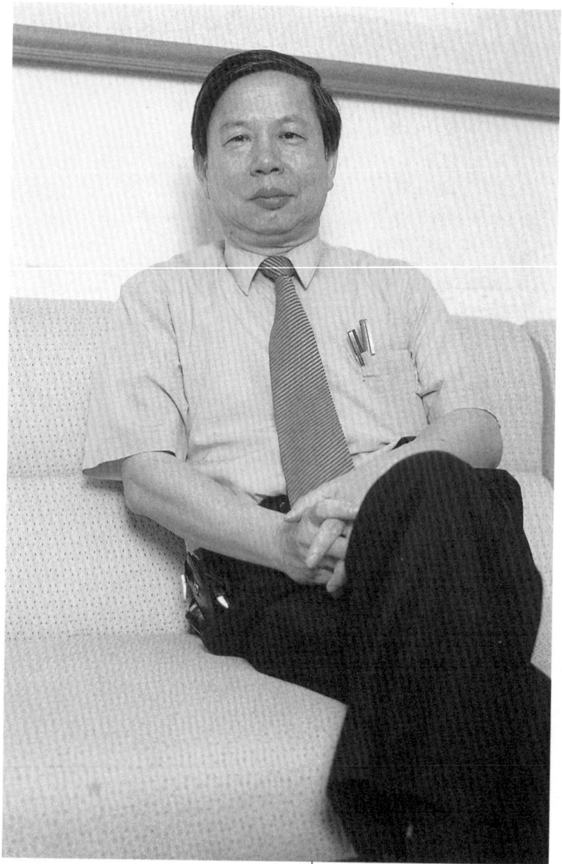

2004年接受本書採訪。
（攝影／豆照勳）

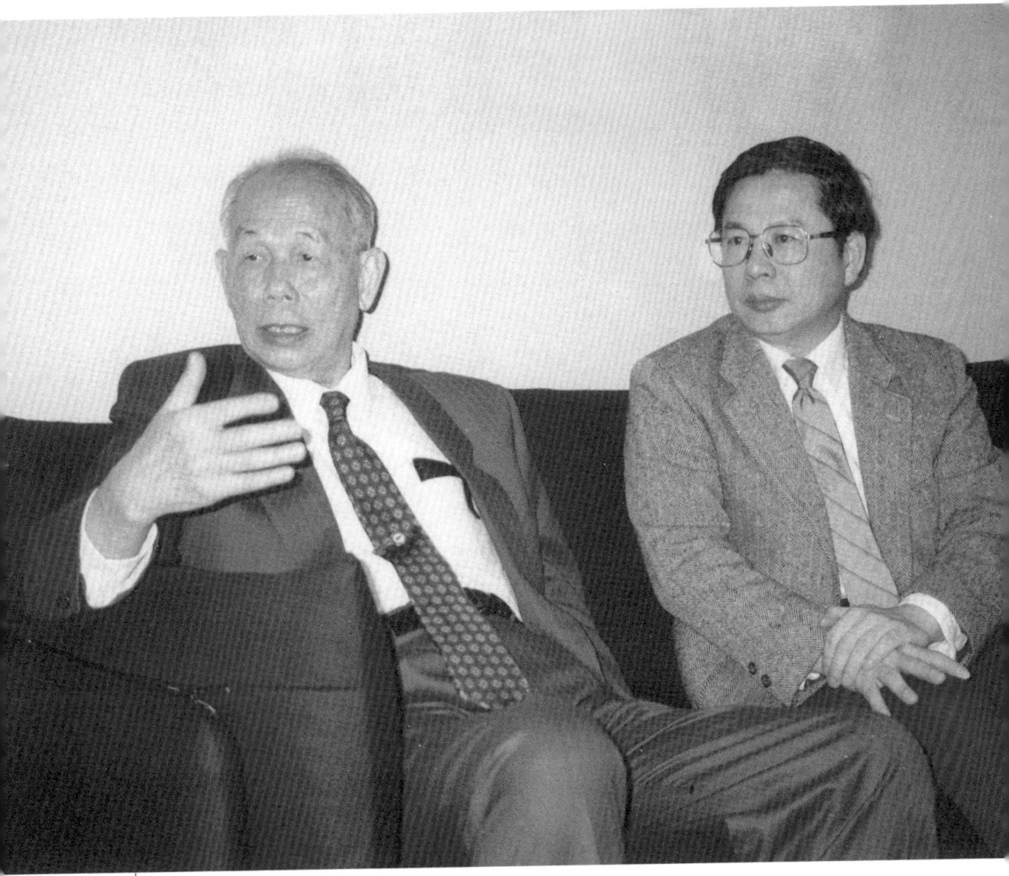

1994年1月，許金川與恩師（肝病防治學術基金會董事長）宋瑞樓教授合影。（照片提供／肝病防治學術基金會）

踏入醫學

我出生在最近幾年因黑鮪魚而聞名的南部小鎮——屏東東港。但在幾十年前，當地居民生活都很清苦，我家也不例外。父親以做家具為業，要養育七個小孩實不容易，印象最深刻的就是每次開學，父親就要標會付學費。也因此我的憂患意識特別強烈。記得唸國小的時候，在河邊撿破爛，賣掉後當零用錢，有次不小心挖到碎玻璃片，鮮血如注，至今右手指的疤痕還清晰可見。

在台灣經濟尚未起飛的年代，鄉下小孩要出人頭地，只有用功唸書一途。二哥跟姐姐是讀師範的，以前南部窮人家都選擇念師範學院，因為一畢業就有工作、有保障，我是第三個男生，家人認為我可以上大學，所以去報考台南一中，那時南一中是南部小孩心中的明星學校。上了台南一中後，憂患意識更強，因為同學都是各路英雄好漢，我自認不是很聰明，只得拚命努力，爭取每分每秒唸書的時間，下課除了上洗手間外都在K書。前國策顧問許文彬與我是高中同學，最近幾年同學會，每次他都會說，當年我把一本英文字典帶在身邊隨時苦背，翻都翻爛了。念完台南一中後，大概勤能補拙，順利考上台大醫學院。

老師的身教與言教引發了當醫師的使命感

老實說，那時為什麼選擇念醫學，真的不懂，也許是日據時代，本省同胞優秀的大都去學醫，社會地位高，又不容易考，自然成為奮鬥的一個指標。真正讓我看到醫學的使命感、趣味與對病人的關懷是臨床實習後，深受台大早期老一輩教授身教與言教的影響。他們總以病人為中心，努力研究疾病的機轉，找出解決疾病的方法。那時老師經常耳提面命，「我們的使命是創造知識、傳遞知識，為病患解除病痛。」他們當醫師都不是為了賺錢，研究室經常半夜還點著燈。像已故的中研院院士李鎮源的蛇毒研究全世界有名；外科教授林天佑是全世界肝癌手術的先驅，他上課講的很好，言簡易賅；還有台灣鼻咽癌權威杜詩綿教授，都讓我印象深刻。尤其我的恩師台灣肝病的鼻祖宋瑞樓教授不僅為人「溫良恭簡讓」，他本人更是集教學，醫療與研究三者於一身的典範。那時台大出很多在世界上很傑出的醫師，都是我們的標的和偶像，我覺得當醫師就應如此。

萌芽發展

因爲超音波與肝病防治結緣

醫學院畢業進入台大醫院內科當住院醫師時，也沒想到要選擇肝病這一科別，但卻因緣際會在一個偶然的機會中，接觸到超音波，從此迷上超音波，也與肝病防治結下了不解之緣。

在當住院醫師第二年，新的超音波儀器問世，我很喜歡新東西，又愛自己動手做，超音波不需要開刀就可以看體內的東西，我很有興趣。那時超音波主要是用於婦產科作產檢，但對內科而言，超音波對台灣病人最有幫助的就是診斷肝病，於是我開始接觸肝病病人，經常半夜帶他們到婦產科作超音波。

住院醫師當完進入台大醫學院臨床研究所攻讀博士，在宋瑞樓教授及陳定信教授的指導下，全力投入使用超音波早期發現肝癌的研究。那時候國外這方面的資料很少，我帶領幾位住院醫師及宋瑞樓教授申請的研究助理，日以繼夜地埋頭研究，終於做出一些成績，並發表於國外的一流雜誌，成為別人眼中小型肝癌的先驅與權威，幫助不少病友

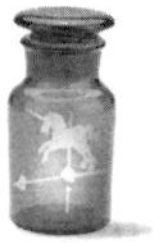

早期發現肝癌，也救了不少人，初期也很有成就感。之後，隨著知名度的增加，越來越多的肝癌病人從國內各地蜂擁而至，登門求救。然而，他們大多因缺乏肝病知識，來診時已經太晚，無法醫治。此外，也有不少病人肝癌切除後又一再復發，最後還是走了，讓我越來越有挫折感。

以前的病人肝不好就跑台大，像我門診有很多南部的鄉親或澎湖、馬祖等偏遠地區的民眾坐飛機來就診，甚至有人遠從美國、加拿大回國求醫。肝癌末期的病人和家屬每次都哭哭啼啼、或跪著求我，叫我救他；他們求我，我去求誰？這變成我沉重的壓力。有些病人覺得我看診時很凶，事實上我不是兇、是不能笑，病人都哭成那樣，我哪笑得出來。這種日子真的很苦，醫師看病看到鬼門關為止，但是走了一個又有新的來，這實在不是一個好職業。有人統計醫生壽命比一般人短，不是沒有道理的，像前台大外科李治學教授，他開刀的好幾個病人都還活著，他卻已經走了好幾年。我常笑，醫師是「慰安夫」，安慰病人的大夫。

爲解謎學習新科技

太多病人從我手中消失，讓我產生嚴重的無力感，每次我拿著病人開刀拿下來的肝癌標本，心裡老想著為什麼好好的肝會一再長出肝癌？難道沒法克服嗎？沒有更好的治療方法嗎？心裡有太多的疑惑，這些疑惑不是我當時的知識與能力可以克服的。天生喜歡求新求變不信邪的我一直想得到答案。剛好那時遺傳工程開始萌芽，我想新的生物科技或許可以解開這些謎題，也剛好博士班的課程告一段落，因此，在恩師宋瑞樓教授的大力推薦之下，我到美國學習新科技，進修分子生物學。兩年後回國，我已經三十九歲了，也在這時候，才擔任台大的正式教員。在這之前，我是博士班學生兼台大的兼任主治醫師，沒有什麼薪水。家裡大小事全靠開業的牙醫老婆一個人負責，也靠她辛苦賺錢持家及養小孩，也難怪她有一次幫我打分數，說我做研究九十分，當老爸五十九分，當老公只有四十九分！

回國後從設計實驗室，買儀器，收集病患檢體，一步步開始運作實驗室，也帶動了一批優秀的後起之秀，從事基礎的肝病研究工作，試圖解開肝病的病因。我拋棄一切不相關的事情，從早到晚待在醫院，不是看病人就是在實驗室工作。然而，在生活上，我是完全的白痴，也是不入世的傻瓜。

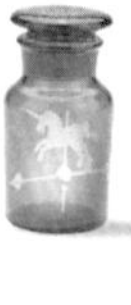

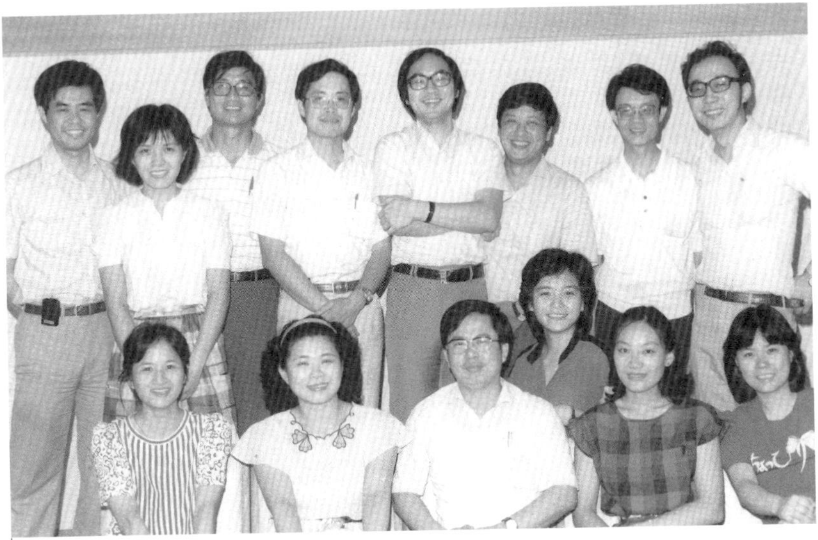

1984年6月底，許金川與台大醫院肝膽腸胃科研究團隊合影。（照片提供／許金川）

全心投入研究卻因此負債

儘管一頭栽進研究工作，不管世事，非常快樂，然而，問題終於發生了。出國前宋教授幫我申請研究計畫，讓我無後顧之憂，充分衝刺，回國後，宋教授退休了，加上要做實驗室的研究工作，所費不貲，而政府研究經費補助越來越縮減，因此，負債越來越嚴重，那時每次到了年底就要躲起來，因為廠商都會來催帳。記得有一次為了肝炎的研究計畫，欠了廠商二百萬元，還接到存證信函索債，那時也傻傻的，竟然不知存證信函為何物！無憂無慮地做研究是很快樂的，想不到會因研究經費問題而焦頭爛額，隨時提心吊膽，箇中滋味實非局外人所能瞭解！

如何解決財務問題讓研究團隊能繼續研究工作，成為我日有所思、夜有所夢的課題。正在苦思解決辦法時，剛好助理拿一份報導給我看，說法國有一個父親因為自己的兒子罹患肌肉萎縮症，看著孩子受苦，生命一天天萎縮，醫學卻無法治癒，他很絕望，很想找出病因，於是四處奔走，籌募研究基金，期望找到治療這個疾病的方法，於是，連續六年他透過各種管道，在法國發起募捐，獲得很大的迴響，募得來自各界鉅額的捐款，就這樣運用民間的力量，成立了基金會，並建立一個基因研究中心，最後促成了肌肉萎縮的基因遺傳研究，成為生物科技界極大的突破，至今法國的基因研究在全世界仍佔有重要地位。

決定走出醫學象牙塔

這個故事啟發了我，「山不轉路轉，路不轉人轉」，利用社會的愛心資源，不僅可以解決研究經費不足的窘境，更可以集聚眾人之力為肝病患者做更多的事情。因此，在我四十五歲時，決定走出醫學的象牙塔，成立財團法人肝病防治學術基金會，希望能藉由基金會的力量，積極宣導肝病知識，避免無辜的生命的損失，另一方募集充沛的研究

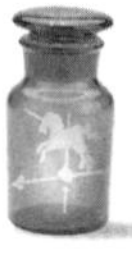

經費給研究肝病的學者，全力從事肝病治療方法的研究。

我認為國內應該像國外一樣，社會上一定會有許多具有愛心、樂善好施的人，只待我們去發掘，如何開展這個龐大的社會資源，聚集更多的優秀人才及更多物力，一起為肝病打拚奮鬥成了我努力的目標。我將這個想法告知宋瑞樓教授，馬上就得到他的鼓勵。

但是籌設一個基金會，需要相當龐大的資金，談何容易，於是在八十三年初，我邀了其他幾位在國內長期從事肝病研究與醫療的同事，包括外科李伯皇教授、內科楊培銘、黃冠棠教授以及李宣書副教授，眼科陳五福醫師等人成立籌備會，共同籌募基金。

坦白說，要跨出第一步向人募款，對我來說實在非常煎熬。以前做研究，從事學術，遨遊在自己熟悉的領域裡，很少向外求人，尤其當醫師長期為病人看病都是病患求我，怎麼會我求別人？再說，士大夫不言祿，古有明訓，怎可逾越？

剛開始我先向身邊的親友募款，但一、二年中只湊集二、三百萬元，離成立基金一千萬元的目標仍差很遠，內心很失落，也很挫折。有一天，我在報上得知遠哲科學教育基金會成立的消息，而該基金會的董事中，有兩位是我的病人——永豐餘集團的何壽川和東帝士集團的陳由豪，我想，或許可以找他們支援。

怎麼求援？開始時想打電話，可是在提起話筒那一刻，那話筒有如千金般重，雖然我求助的動機，非圖謀私利，但還是開不了口，那時候在病房工作的一位護理人員（目前在基金會工作）一直給我做心理建設，加油鼓勵，最後她建議我不如用寫信的，對雙方心理都比較不會有壓力。

想不到，就是那兩封信，獲得這兩位熱心企業人士的慷慨資助，各贊助五百萬元，肝病防治學術基金會因而在民國八十三年正式誕生，讓我欣喜萬分。

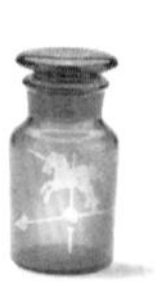

實現異想

從躲在牆邊的含羞草變名嘴

基金會的成立對我個人而言是一大轉捩點。當學生時，要考大學，因此只要把書念好就好了，當了醫生後，又想只要把病人看好及研究做好就好了，這樣的思維讓我長期躲在象牙塔內，自我限制與現實脫節，直到成立基金會之後，才發現要學的實在太多了。

因此我開始把自己變成海綿，在醫學之外，不斷努力吸收，學習如何經營基金會、如何把想法與他人分享、如何把肝病知識散播出去、如何整合資源、做更多有意義的事。多年以來，許多朋友包括高中同學，前財政部長許家棟都說，我不只是肝病權威，還是知名的醫藥專欄作家，而且還因為克服了害羞，成為宣傳肝病知識的「名嘴」。

我生性靦腆，到台北唸大學時，甚至不敢跟女生說話，碰到長輩也講不出話，尤其不敢在公共場合露面，何況是上台說話。我常自稱是「躲在牆邊的含羞草」。記得我的一位助理結婚，無預警地找我上台致詞，當時好緊張，手中拿著麥克風，像升國旗一樣，一直上下揉搓，好糗。想起初中時，也曾被老師指定參加演講比賽，上台後，我驚慌失措，準備好久的演講詞竟然無法表達，講到一半就無法繼續而跑下台。結婚後，與太太吵架，每一次我都是吵輸，離家出走，因為一生氣就面紅耳赤講不出話來。這種天生害羞的個性，直到當了醫師，要跟病患互動，才開始慢慢克服，但是真正讓我有勇氣站在檯面上的，是為了肝病的宣導與防治。

讓民衆在歡笑聲中記住肝病知識

走入人群，為了上台演講，沒有老師，只好自我努力，苦心磨練，我買了一、二十本有關演講的書，用心苦讀，而且每逢選舉或立法院質詢，我都會認真觀看，不是聽他們的內容，而是學習與吸收別人演講的技巧，以便在面對民眾演講時，可以將生硬的肝病知識說得生動有趣。

一年幾十場的演講，全省走透透，練就了幽默風趣的口吻，而且為了吸引聽眾，還要不時翻新點子，可以因應不同的場合、時間、結合名人、時事、流行，創造出一張張有趣的幻燈片，讓演講不再枯燥無味。此外，為了報上的專欄或更易貼近民眾，我身上總帶著一個PDA隨時記載想到或聽到的笑話，再想辦法與肝病知識連結放在文章或演說中，讓民眾在歡笑聲中記住肝病知識。

基金會的大義工聲樂家簡文秀常說，「聽許教授演講，常常會捧腹笑到嘴酸，笑夠了，醫學的知識也記牢了」，「許氏笑話結合時事醫療常識，一語雙關，讓人印象深刻」。她的正面反應，對我來說，也是一大鼓勵。

幽默是智慧的展現，個性木訥的我，不知不覺居然也有如此大的轉變，自己也蠻意外的。例如許多人看到我的名片，總會說，「我認識你」，我會開玩笑地說：「不要誤會，健保不是我弄的，抗煞英雄是葉金川，不是我許金川，我跟他是異父異母兄弟！」隨著年齡的增長，我更喜歡用笑話與人同樂，我常說「獨樂樂不如眾樂樂，眾樂樂不如可口可樂」，周圍朋友也很難不快樂起來。

多年來，運作基金會也讓我學到很多東西。像很多成功的企業家和名人找我看病，

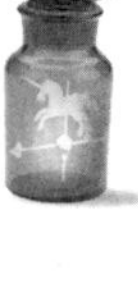

並且定期捐款給基金會，因而與他們熟識。他們就像一本書一樣，讓我學到很多管理、領導與各行各業的知識。另外，由於常接觸媒體與記者，也讓我知道如何跟媒體打交道，增加基金會的能見度。每次演講、看病人，接觸到各式各樣的人，我都很喜歡跟他們聊天，因為我知道他們有他們的專業，從他們身上學到的東西，對運作基金會幫助很大。我的心胸與視野也因而開展許多，我常跟我的學生說，醫師只是三百六十五行的一個行業，沒什麼了不起，不要自以為高人一等。

喜見國人對肝病觀念的轉變

十年來我帶領著基金會的同仁與一群義工，上山下海全省走透透，總計在台灣及外島各鄉鎮陸續辦了六十多場的大型肝病防治講座及免費肝炎肝癌篩檢，共為台灣十六萬人做過篩檢。此外，為了肝病研究，基金會也儘量提供經費讓年輕的醫師從事肝病研究，希望能給有志於研究肝病的後起之秀一個很好的環境，不需要再為沒錢做研究而煩惱，也不需為了賺錢而看病，十年下來，因為全國各地的愛心奉獻，基金會在推動研究方面，勉強踏出了一小步，雖然距離理想還很遙遠。

基金會成立以來，善款來源中不乏知名企業界人士，但是大多是小額捐款。最令人感動的是一位拾荒老人的捐款，這位老人撿到了五十元，特地捐給基金會，劃撥單背面通信欄寫著：「物價上漲，五十元十分微薄，實在見笑，望貴會原諒。」基金會的成功靠的是這些默默支持我們的人。

台灣的肝病人口很多，肝病可說是「國病」，但是願意公開談論的人很少，我們常見朋友間互相聊起自己的高血壓、糖尿病，但對肝病卻避而不談，歸其原因，在於不了解肝病，怕造成自己或別人生活上或工作上不必要的困擾。例如許多人誤以為B型肝炎是經由飲食傳染的，怕一起吃飯會傳給別人或受到感染；也有不少人以為肝病是自己生活起居不正常引起的，不名譽怕別人恥笑不敢講，又有人以為肝癌一定是絕症，所以有許多病友在肝癌的陰霾中孤獨無助，甚至暗中求助偏方草藥，求神問卦，而喪失了治療的契機。

但是這些現象經由肝病防治宣導後漸漸改觀了，前陸委會主委蘇起，三年前第一次以肝癌病友身份公開他多年前曾經動過肝臟手術切除八公分的肝癌；立委金素梅因「胃痛」意外發現肝癌，在手術康復之後，也出面現身說法；藝人石英因猛爆性肝炎差點喪命，經兒子捐肝撿回一條命之後，也屢次為基金會當代言人，宣傳保肝知識。此外，前民進黨主席施明德也不諱言自己是B型肝炎帶原者，並與大家分享他自己曾徘徊在肝癌

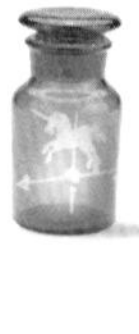

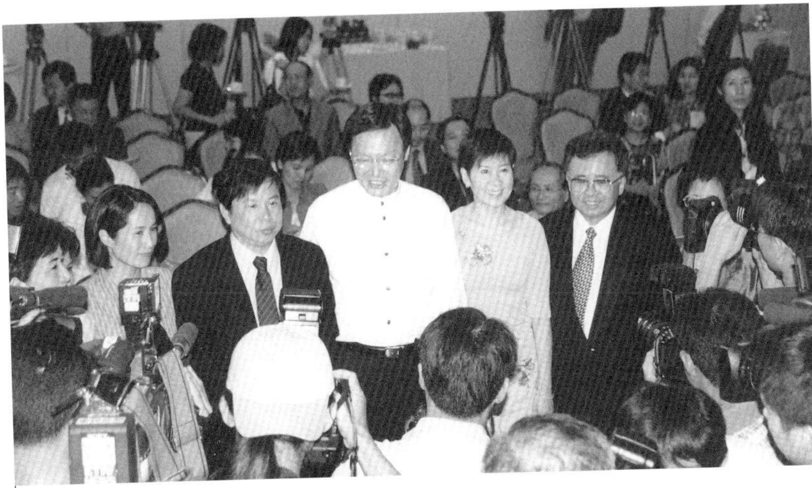

2000年8月，在各界支持下，肝病防治學術基金會得以穩健成長，致力推動肝病防治工作。（左一為高金素梅、左二為許金川、左三、左四分別為蘇起、陳月卿夫婦、右一為肝病防治學術基金會顧問許嘉棟董事長）（照片提供／許金川）

陰影中的親身經驗；ICRT名DJ大衛王更公開自己每天跑三千公尺，卻罹患肝腫瘤與死神搏鬥的經驗。

此外，難得的是多位企業界人士也紛紛挺身而出，現身說法。例如肝病防治基金會成立的幕後推手，永豐餘總裁何壽川也不諱言自己是B型肝炎者，而且曾因肝臟發炎與肝病搏鬥，更因罹患肝病切身感受醫學之重要，進而引入生物科技到他的企業體。南部的鋼鐵大王林義守也不諱言自己曾因肝硬化肝癌瀕臨死亡，最後因肝臟移植重獲新生，並因此而興建了一所人性化六星級的醫院，期能造福病患。如果國內有更多像他們一樣走過肝病的病友一起走出來，大聲疾呼肝病的重要，加強民眾對肝病的認識，台灣的肝病問題就不會這麼嚴重，消滅國病的日子就可早日來臨。

必須不斷地致力研究肝病防治

年齡漸長，工作之餘，我也會省思自己的生命歷程，由卅歲出頭，血氣方剛的年齡開始從事肝癌早期發現的研究，廿多年來每天辛勤工作，天天與肝病患者為伍，可是永遠解決不了醫院肝病病人人滿為患的困境。我常常半夜離開醫院，發現病人在醫院門口排隊等掛我第二天的門診。雖然第二天門診會看得很累，我還是不得不心疼告訴他們趕快回家，明天幫他們加號。這些病患求醫心切，求醫無門的情景，時常浮現在我腦海裡。然而，每次看完門診，拖著疲憊的身軀稍事休息，我總會自忖，再加更多的號，再加更多的診，我自己一個人也不可能完看台灣所有的肝病病人！一個人的力量顯然是不夠的。

雖然在學校時老師就諄諄教誨，面對病人，我們要視病猶親，可是如果把每一位患者都當為自己的親人，死一個哭一個，醫師哭得比家屬還厲害，醫師一天到晚傷心難過要如何看病呢？因此長久以來我養成了對病人關心，但外表卻冷漠的心態。

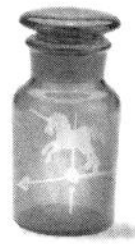

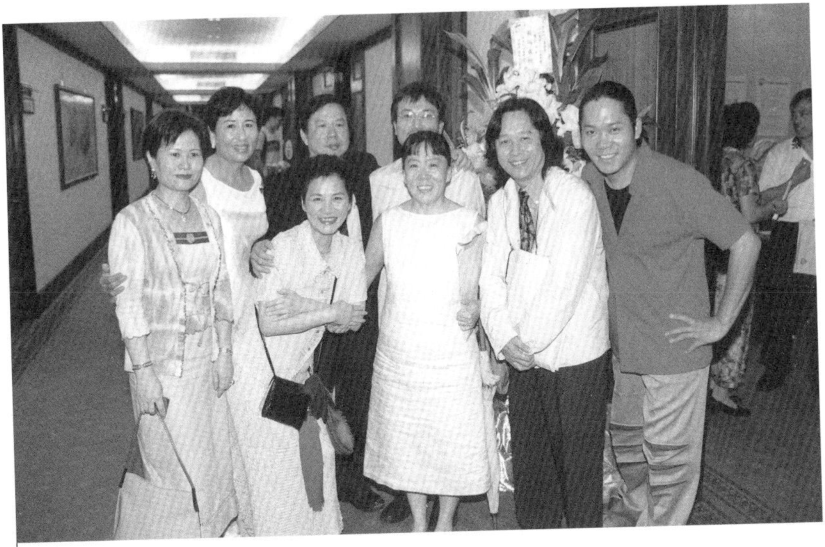

1990年8月6日，肝病防治學術基金會週年慶活動，許金川夫婦與張小燕夫婦合影。（照片提供／肝病防治基金會）

然而，醫生也是人，也會為情所動，行醫這麼多年來只要病人稍微給我安慰，我就很高興，也讓我嚴肅的外表溫情許多，就像十年前我的小肝癌病人林芳如，她發現肝癌時才十九歲，但肝癌已經十幾公分，開了兩次刀，做了兩次栓塞，五年後還是走了。在住院過程中，我目睹她每天發燒、嘔吐、便血，全身酸痛，飽受痛苦。可是她還寫卡片跟我問候，甚至為催生基金會忙個不停，讓我不勝感激與心動，直到現在，這個小女生還一直讓我懷念不已。

此外，張小燕也是一個例子，她老公彭國華先生，當初肝癌檢查出來時才三公分而已，三公分的腫瘤理論上手術切除之後百分之八十可以活五年以上，可是，偏偏彭先生是屬於另外那百分之二十，肝癌雖然小，但很惡性，轉移的很快，開刀順利切除腫瘤之後不久就轉移到骨頭及腹腔。經過多次治療，到後來還是「道高一尺魔高一丈」不幸離世。在彭先生最後住院的半年中，最為痛苦，小燕一天也沒走出病房門口一步，每天看她倆賢伉儷情深，相依為命，不捨不離，而我又不能替彭先生解除病痛，眼睜睜的看著他一步一步踏上死亡之路，「愛莫能助」，讓當主治醫師的我，充滿了挫折感與無力感。到現在雖然與小燕成為好朋友，但每次看到她形單影隻，少了什麼，內心總充滿了愧疚感。

看過太多太多這樣的例子，讓我從很有成就感逐漸轉變為失落感，面對一再的失敗與失落感，我只能內心自我定位並想辦法克服，而唯一的解決之道，就是早日研究出更好的治療方法。所以我想要讓基金會更茁壯，才能為病患做更多。

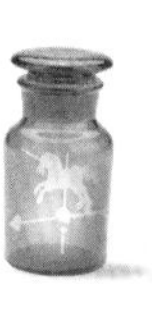

航向未來

必需要成立專屬的肝病醫院

我現在想要成立一個專責的肝病醫院，除了照顧肝病病人，還要更積極的研究治療肝病的方法，讓不能治療、無法克服的病，變成可以治療，將病患從死神手中拉回來。很多人問我，醫院這麼多，為什麼還要有專屬的肝病醫院？我認為，看病當然是不能分割，但是機構太大，裡面的某些部分就無法突顯和專精，就像在大百貨公司，你要買一個物品可能有，但貨不齊全。旅美學者愛滋病專家何大一博士為什麼做得好？因為他有專屬的愛滋研究院，才能無後顧之憂地做研究，為什麼台灣要有專屬癌症醫院，專屬的SARS醫院，都是同樣的道理。肝癌是台灣死亡率第一、第二的癌症病，為什麼不該有一個專屬的醫院？

最重要的是，我想要有一個真正以關懷病人為中心的醫院。這幾年來，台灣的醫院在健保制度的扭曲之下，即使是財團法人醫院或教會醫院，要生存最後都得以利潤為取向，失去以病人為中心的崇高理想。醫療商業化後，連大學醫院的使命也被沖淡了。健保是看愈多領愈多，大家當然選擇多看病人，但醫師的溫情健保是不給付的。

我和朋友討論，到底有沒有可能設立一家醫院，看病、檢查各種肝病，不要費用，然後大家可以用自由捐款的方式讓醫院永續生存。也就是說，除了目前運作的模式之外，到底有沒有另外的模式？怎樣的方式最好？它能讓基金會維持，也能以病人為中心。這是我每天都在苦思的問題。

開醫院不是爲賺錢，而是爲病人

有人說，現在的醫院都是人在管理，不是神在管理，當然沒辦法。但是像恩主公廟，也是人在管理，但香火鼎盛，善款不絕，雖然靠的是精神的力量。其實目前基金會能維持，也就是靠這個力量，當大家認同的時候，就能發揮理想跟抱負。

可能有人認為，我這種聲音在目前惡劣的醫療環境中聽起來有點格格不入，現在大部分的醫師是為績效、賺錢在看病。但是我還是一直深信，絕對還有很多醫師當醫師不是為了賺錢。就像以前我們老師都教我們以病人為重；我們留在大學醫院都不是為了錢，而是為了做開發新知和使命感。

我們希望基金會能在這股濁流中走出一條路，這對非營利組織來說是有可能的，非營利組織能存活下來就是因為很多人的愛心，只是你要做到哪一步。假使我們醫院規模一開始不要這麼大，從小規模開始再擴展出去，量力而為，也許會成功。目前我們計畫在基金會後面先設一個肝病健康中心，想提供一個樣本，讓台灣的病人免費看病，像外國的傳教士來台灣傳教，他也不是為了賺錢，卻能夠活下來。

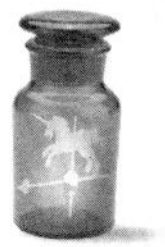

開始相信「天會勝人」

以前我的個性好勝，碰到問題就要解決，相信人定勝天，可是當碰過這麼多肝病末期的病人，只能眼睜睜看著他們走向死亡的時候，就會了解一個人能力的限制。到這個年紀，我開始相信「天會勝人」。尤其是發現一個人的生命是有限的，我時間的壓迫感愈來愈重。我今年五十六歲了，「蔣經國身上的毛病」我全都有，十多年前我突然發現看東西不清楚，原來已有老花眼；老婆幫我量血壓，才發現自己也有高血壓，才會一天到晚「老」鹿亂撞；上廁所時，又發現有螞蟻爬過來，原來有輕微的糖尿病。我突然發現自己也到了「視茫茫，而齒牙動搖，而體力日衰」的年紀。

前幾天開車出門，突然發現自己走路不穩，後來作電腦斷層才發現腦血管有一條堵死了，幸好有側支循環，我突然有種恐懼，覺得人何時將死，真的是不曉得。雖然現在還是有點無法接受，但是我還是覺得天無絕人之路，總是會有辦法，像台灣南部的鋼鐵大王林義守，他沒讀過書卻蓋一所大學（義守大學），還有國際中小學。他曾罹患肝硬化合併肝癌差點死掉，後來換肝才活過來，以前鋼鐵業不好，他靠跑三點半過日子，後來鋼鐵業大好，他才爬起來。最近他還蓋了一家像六星級飯店非常人性化的醫院，醫院大廳是架鋼琴，花園前是朱銘的太極系列，他這樣做是因為以前他媽媽在高雄一家醫院

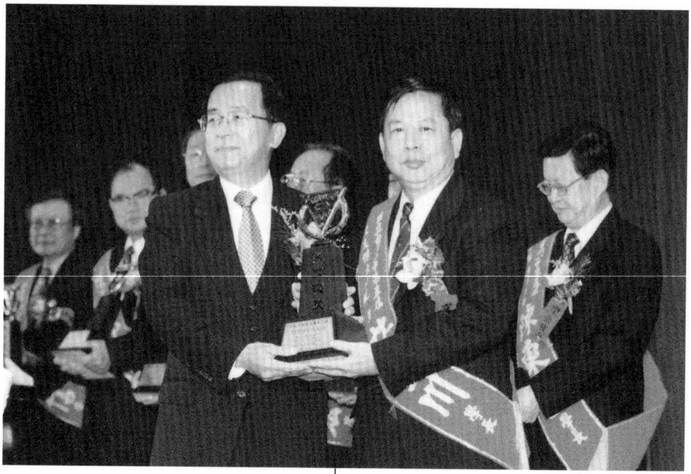

2001年12月，許金川獲頒南一中校友「傑出成就獎」。（照片提供／許金川）

住院，很沒尊嚴，所以他想蓋一間以病人為中心的醫院。

我在他身上看到他的韌性，人家都說他是九病怪貓，他蓋醫院時是他經濟最不好，銀行快對他抽銀根的時候，企業快倒閉了，自己靠紓困過日子，生命也快沒了，但是他的醫院還是有辦法照樣蓋下去，我身邊的病人都比我堅強。所以我覺得只要留得青山在，天無絕人之路，應該有辦法對抗時代的洪流。

所以每次看到林義守就覺得很有希望。他都快死了，企業都快倒了，他都死而復生，完成理想，我還沒死啊，為什麼我不行？像統一超商的徐重仁也是我的老友，我在他身上也看到這種堅毅的精神。他的7-eleven也賠了好多年才成功。他們都很懂得用人，所以我相信只要懂得用人，一定也有成功的一天。我認識這麼多人，如果能結合這些資源，請他們來幫忙，這力量一定很大。

保肝尚未成功，同志仍須努力

我一個朋友曾建議基金會採用會員制，就會有固定收入，我考慮了很久，後來一個顧問說，形而上精神的東西比形而下的東西力量大太多了。就像一本書，用企業的眼光來看賣你兩百塊，你可能嫌貴，但若說這是義賣，所得全用來做肝病防治，可能你會掏五百、一千出來。採用會員制，就有權利義務，那愛心就沒有了。就像交大一位得肝炎的教授，我送書給他，後來他捐了一張五千元支票給我們，因為他知道我們對肝病防治的努力，這形而上的東西就來了，事實上還是有方法走，只是這精神的力量我們如何把他發揚光大。

基金會每年研究加上要肝病防治宣導要花不少錢，在景氣不佳中還能勉強維持，就是因為很多人知道我們做的事有意義，願意默默捐錢。我們希望發揮這些清流，讓看病不是為了賺錢，我們要讓醫護人員安定，他們做研究可以有足夠的經費，就像台大醫院以前待遇不好，但是對疾病的研究和照顧病人很用心。或者能像慈濟一樣，雖然他們靠宗教的力量，但台灣的捐款理由大都還是因為宗教，沒有捐款作研究的風氣。就有朋友開玩笑説，也許我可以開個肝公廟，一邊是看病的，一邊是拜拜的，這叫在地化。

也許人的生命是太短了，但我相信我們做的事是可以留下來的。研究是一條長路，也是條不歸路，不能逆向行駛，也不能路邊停車，前者指的是放棄研究不玩了，結果是前功盡棄，後者指的是稍事休息再回頭研究，兩者我都認為行不通，只有努力向前駛，才有成功的一天。

當初我靠著本業、人脈，和學習的精神，把基金會設立起來，但是要建立一個肝病醫療中心，整合難度很高，我愈來愈覺得心有餘而力不足，醫生平均壽命短，我常倒數計時，到底我還有多少時間？

遇到挫折，我的心境就如「老人與海」中的老人，花了很多力氣最後只能拖一條只剩魚骨頭的魚，我就是那種心情。但是心情一陣過去，我還是燃起一片希望。

我常説，「保肝尚未成功，同志仍須努力」，儘管自己體力日益衰，志氣日益微，但是每天面對著許多從我手中消失的肝病病人，總有放不下的使命感。每日黎明初起，張開眼睛，感覺身體還健在，我就會想起小學課本裡愚公移山，有志竟成的故事。未來另一個十年，成立肝病醫學中心的夢想，看似遙遠，但也許有一天會像當初成立基金會一樣，眾志築城，水道成渠，那時就真的「美夢成真」了。

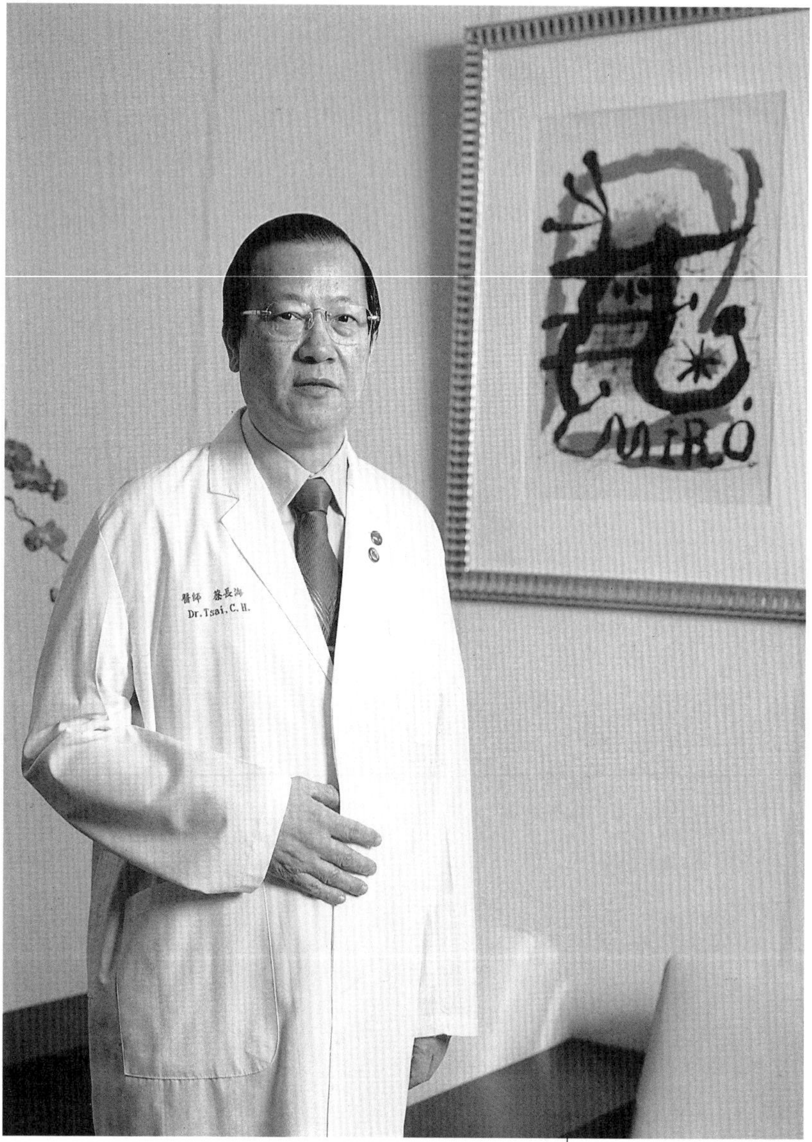

2004年接受本書採訪。
（攝影／豆照勳）

醫療與教育事業的深耕者
蔡長海

蔡長海　口述
張慧中　採訪整理

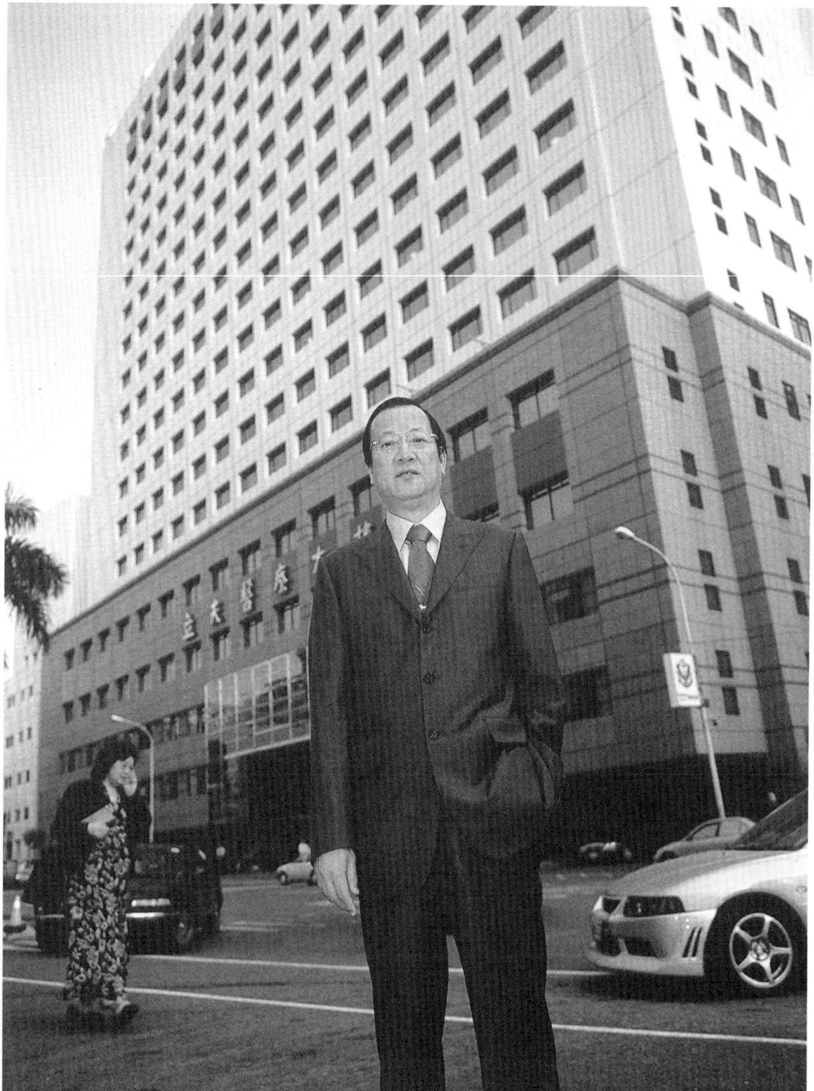

2004年接受本書採訪。
（攝影／豆照勳）

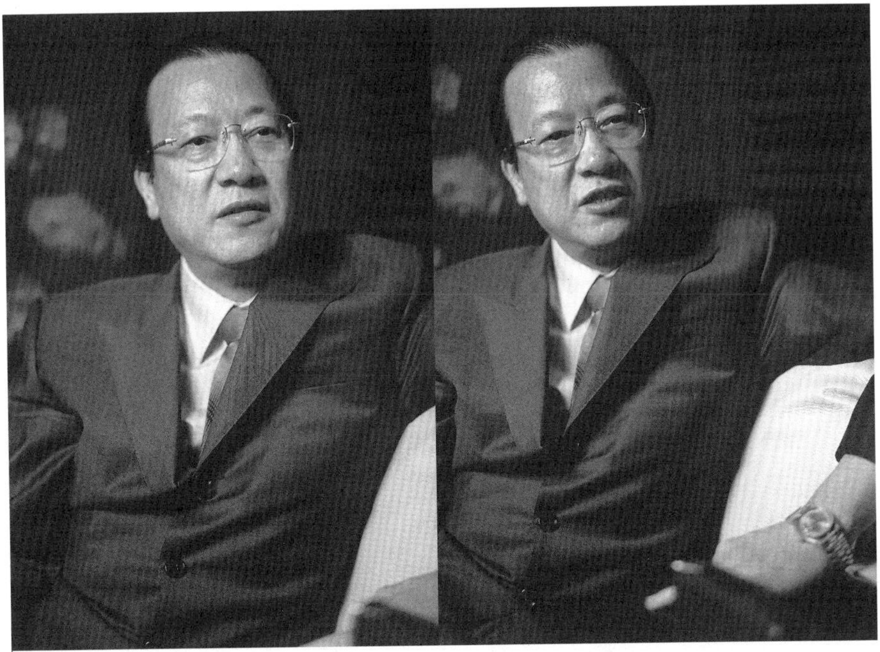

2004年接受本書採訪。
（攝影／豆照勳）

蔡長海

學歷：日本帝京大學醫學博士
美國西北大學醫學中心小兒神經學研究員
中國醫藥學院醫學系

現任：總統府國策顧問
中國醫藥大學暨附設醫院董事長
中國醫藥大學教授

經歷：台中健康暨管理學院創辦人
中國醫藥大學附設醫院院長
中國醫藥大學臨床醫學研究所所長
中國兒童福利慈善事業基金會董事長
台灣醫院協會理事長
中央健保局監理委員會委員
財團法人醫院評鑑及醫療品質促進會董事
中華民國小兒神經科醫學會理事

著作：學術著作一本、論文發表一六二篇

踏入醫學

爲改善家中經濟走上習醫路

我在嘉義布袋海邊出生，排行老三，父親及鄰居們都從事漁業的工作，小時候，包括鄰居們在內，大家的經濟情況都不是很好，但是我們兄弟姐妹們相處得很融洽，也都非常上進。

鄉下的孩子往往很早就懂事，小時候常常到魚塭幫忙，看父母親為了家計辛勤的工作，當時，只有一個念頭，長大以後一定要幫忙改善家裡的經濟，減輕他們的壓力，所以，我特別珍惜能夠上學的機會，認真地苦讀。

當時，在鄉下，當老師、警察是最熱門的行業，因為求學過程可以享受公費，畢業後工作又有保障，所以，雖然我蠻喜歡畫畫，但長輩們總要我再多想一想。當醫生也是當時的一種潮流趨勢及大多數人嚮往的行業，當然高收入也是吸引人的原因之一，成績好的學生大多把醫學院填為第一志願，就讀台南一中時，在家人的鼓勵且可以改善家裡的經濟情況下，我選擇了醫學系當作第一志願，就這樣踏上了習醫之路。

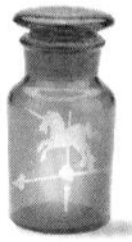

曾受神父恩，大學創辦慈幼社

我記得，上大學的第一筆學費，是台南百達宿舍的袁國柱神父借給我，在我用自己勞力賺到第一筆錢後，我特別把這筆錢還給了袁神父，到現在，我對他仍然感恩，也努力學習袁神父「我為人人」的精神，盡力幫助需要幫助的人。

進入中國醫藥大學醫學系就讀時，因為對社會服務及公益活動特別感興趣，所以和一群志同道合的同學創辦了「慈幼社」。我們時常到台中育幼院、光音育幼院陪小朋友們玩，教他們功課，也常常組成山地醫療服務團到偏遠的山地做義診。

我特別喜歡小孩子，看到許多貧苦人家的小孩，生了重病卻沒辦法得到適當的醫療照顧，常常勾起童年時鄰居家孩子無錢看病的往事，感觸非常深。所以畢業後，我毅然選擇當一位小兒科醫生，希望能讓更多的孩子享有健康快樂的童年。

後來，為什麼會走上小兒神經科這個領域，除了因追隨的恩師本身是這方面的專家之外，還有一個重要的原因是，大多數兒童的重大或罕見疾病與腦部神經發展有關，就這樣，在恩師的帶領之下，我走進了小兒神經學的世界。

經過了醫學教育的洗禮，給我最大的啓示與影響是「醫學教育培養的不應該只是一位會看病的醫生，而是一位擁有愛心和理想的醫生」。身為一位醫者，從醫學教育的養成與醫病關係的互動中，學習對每一個生命的尊重以及人與人之間的關懷，要比「會看病」或「成為一位名醫」還來得重要，我常告訴同仁，希望他們能隨時以「病人為中心」，本著「視病猶親」的精神，用「愛心、細心、耐心」來照顧病人，提供病患最佳的醫療服務保證。

萌芽發展

化學習的動力爲奉獻

長久以來，我抱著「學習的目的就是奉獻」的使命感與責任感，希望「做什麼就要像什麼」，也一直靠著自己累積的經驗與服務的熱忱，盡力做好每一件事。

當兵時，我抽到海軍陸戰隊，雖然服的是預備軍官役，但還是比其他兵種辛苦許多。民國六十七年退役之後，七十一年，我在長庚醫院完成了小兒科專科醫師訓練，本著回饋母校的熱忱，我回到了母校中國醫藥大學附設醫院擔任小兒科主治醫師，七十二年，前往美國芝加哥西北大學芝加哥兒童醫學中心，接受小兒神經專科的訓練，學到許

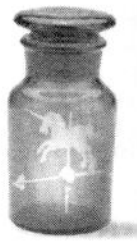

多新的觀念及技術，也突破了自己的瓶頸。

受訓六個月後，返回母校附設醫院服務，隔年接任小兒科主任。八十四年，在陳前董事長立夫先生及董事們和王前院長廷輔的提拔下，我接下了中國醫藥大學附設醫院院長一職，八十五年，取得了日本帝京大學醫學博士學位。

當初，接任醫院院長一職時，我很清楚，我的任務是必須在最短的時間內將醫院提升至醫學中心的水準。因此，在方向及做法上，我認為，最重要的就是要盡力提升「服務、教學、研究」的品質。

首先，一定要找好的醫師及護理人才，提供病人最好的醫療照護，縮短患者病程，減少痛苦，才能受到病人及家屬的肯定，對醫院有信心。一旦能達到這個境界，病患人數一定增加，對醫學院學生的教學、經驗傳承，也有比較多的題材可以做研究。換句話說，以醫療服務來帶動教學，提升醫院的水準。此外，本校學生不論中醫系或西醫系，都須經過中、西醫療體系的訓練，中西醫合診一直是本院的特色，所以病人到本院看診，可以受到「以病人為中心，不分中、西醫」的最佳照顧，也能得到最大的保障。

在醫院良好的基礎及經營團隊的齊心努力下，八十六年，中國醫藥大學附設醫院從區域醫院提升為「準醫學中心」，八十九年，正式晉升為「醫學中心」，對醫院來說，是一個蛻變再發展的開始，不論醫療服務、教學、研究各方面，我們都不斷地努力達到國家級的水準。

從臨床到經營與管理

九十年三月，在全體董事的支持下，我榮幸接下中國醫藥大學暨附設醫院董事長職務，真正從一個臨床醫師的身分，完全轉變為學校和醫院的經營者。接掌一所已有四十七年歷史，也是台灣第一所設立中醫系及附設中醫院的大學，我深知當初的創辦人覃勤、陳固、陳恭炎等三位中醫界耆老，為培育中、西醫藥業人才，其間歷經幾番辛苦，一直致力於中、西醫療品質的提升，董事們希望推出一位具備執行力的董事長，所以我一直很清楚：「自己是來做事的」。

我隨時牢記一句話：「醫者父母心」，也深知管理工作最大的挑戰，在於隨時「求新、求變、求好」，既然自己有機會以醫師的背景從事醫院管理工作，更應把疼惜患者的心，用於管理工作上，延聘更多優秀的醫生、護理人員，整合醫院管理、財經、法律等各種人才，為醫療界做出新的貢獻。所以，我積極延攬優秀人才加入我們的陣容，並提升教學師資和充實教學設備，且鼓勵同仁參與本土化疾病的研究，希望能藉由最好的

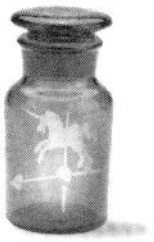

「臨床教學、研究發展」，與最好的員工待遇及福利，提供病患全面性與持續性的「醫療服務」，把醫院經營到最好。

在專業與管理之間

一個醫院的領導者，通常具有醫療背景，醫療與管理是相輔相成的。醫療事業和企業經營的原則應是大同小異，員工是醫院的內部顧客，而病患則是醫院的外部顧客，講求的都是高品質的「服務」。

在專業與非專業之間，我尊重專業的倫理、專業的紀律、專業的知識，因為，我扮演的是一個決策者的角色。我經營醫院的理念是，讓醫院的管理能「制度化」、「人性化」，達到以病人為中心的最高品質服務。

做決策的時候，在專業的領域，我會深入思考做出判斷和決定，如果碰到非專業的事情，我會徵詢專家們的意見，然後，綜合他們的意見，衡量比較後再做出決定。

自己的執著

長久以來，我做每一件事情，都有一份執著：「創新和全心投入」，而且我深信，只要比別人多用點心，就比別人多一點收穫，也會做得比別人更好。所以對於從事「醫療」及「教育」事業，我很願意多負一點責任，多做一些付出。

當然，在奮鬥的過程中，沒有一件事是順手推舟就可成就的，往往會有很多的困難和挑戰，但是，我用經驗和智慧去突破，事情看多了，便產生敏銳的直覺，對每一樣事，我會想得比一般人深刻，想得比一般人多，身先士卒並親自參與、執行，要求自己要做好領導者的角色。

當年，中國醫藥大學附設醫院從區域教學醫院晉升為醫學中心，這整個過程中，看起來順利，其實並不好走，不免遇到困難或挫折，但因為從小吃苦慣了，這些考驗對我來說並不算什麼。

例如，在中國醫藥大學附設醫院晉升為準醫學中心後，因現有建築物空間的不足，造成醫院發展的瓶頸，當時，我考慮重建一棟現代化的醫療大樓，然而，距離醫學中心評鑑只有兩年多，時間太短，部分同仁基於善意不太贊同。

當時，我心想，只要堅持目標，一定可以在有限時間內完成。儘管深知舉步維艱，困難重重，但是，我還是說服了院內同仁，親自帶著院內主管，經歷無數個折衝協調的日子，從建築設計、工程發包、廠商的選擇、預算控制等都親自參與，要求高水準的施工品質及安全，建築藍圖也一再斟酌修改，整個設計規劃在短短二十個月內使設備完善、新穎的二十四層台中新世紀醫療大樓完工落成，完成了當時大家都認為不可能的任務。

取之於社會、用之於社會

為了能充分發揮醫學中心的全方位醫療服務功能，我們成立了「社區醫學部」，開發和運用社區資源，推動預防保健、職業衛生及社區長期照護等工作，為關心老人的福利，成立了「銀髮族服務中心暨專線」，關懷服務獨居老人及他們的緊急醫護等工作，真正落實「取之於社會，用之於社會」的經營理念。

我始終認為，「持續提升醫療服務品質」是回饋社會群眾最直接的服務方式，也是我不斷追求的目標。為幫助弱勢團體，醫院也成立了「仁愛基金」，協助患者及家屬處理與疾病相關的社會、心理、家庭、經濟等問題。

八十六年，更成立中部第一家「受暴虐個案醫療中心」，結合醫、護、社工、警政人員緊急提供受虐者生理、心理、社會的醫療照護。為提升服務層面，更設立了各種疾病患友團體，參與多項的社區衛生服務。在專業研究方面，也持續進行中西醫在癌症、遺傳疾病、中西醫藥劑方面的研究。

除此之外，我們的醫療服務足跡也遍及偏遠的山地，八十九年，我們接受中央健保局委託，承接南投縣信義鄉醫療服務，整合全鄉的醫療資源，服務信義鄉濁水線及陳有蘭線共十四村的一萬八千多位民眾，主要是要讓我們的原住民同胞享有更完善的醫療服務。這些努力最終的目的，就是希望讓台灣民眾能擁有一個平安健康、安居樂業的環境。

歷經SARS考驗

去年四月的時候，台灣遭遇到SARS病毒侵襲，許多醫護同仁犧牲寶貴的性命，也讓「醫師」這個自古以來，一直被大家公認崇高神聖的行業，遭受到前所未有的摒棄與打擊，還有人因而離開這個工作崗位。

面對台灣疫情最嚴重，全國人心恐慌不安的局面，我告訴自己：「這個醫院的生存掌握在我的手裡，絕對不能讓這個醫院倒下去。」我要求同仁必須掌握四大原則：第一、確保員工及家屬安全。第二、做好病患照顧與防疫。第三、維持醫院正常的營運。第四、加強員工訓練及心理的建設。

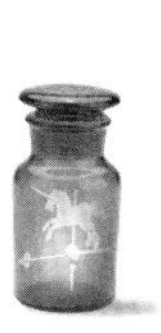

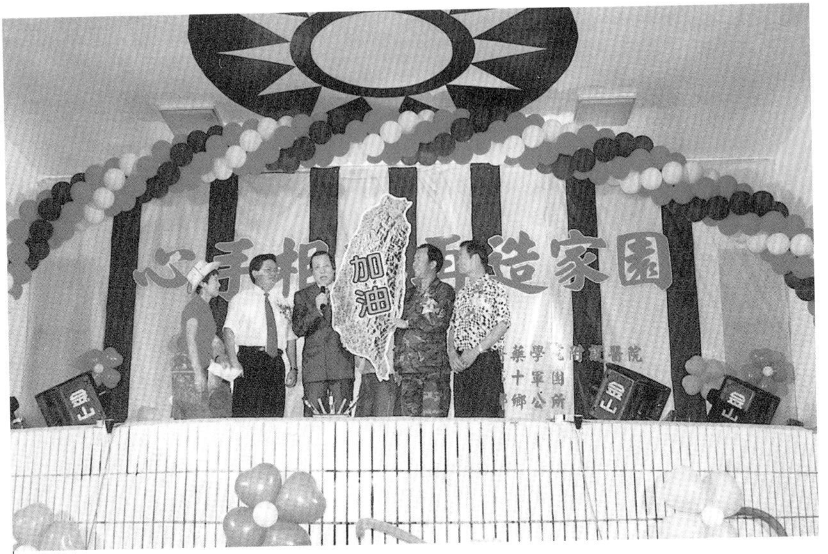

1999年11月23日，中國醫藥大學附設醫院舉辦921大地震軍民「心手相連、再造家園」晚會，蔡長海蒞臨為大家打氣、加油。（照片提供／蔡長海）

曾姓病患，是中部地區第一位SARS可能案例。九十三年四月，曾姓病患住進本院，由於他是中部地區第一個指標案例，住院醫療過程成為各方關注的焦點。經過本院動員了將近四十名醫護人員二十四小時不眠不休照顧，曾姓病患最後仍不幸去世，但在醫療照顧過程中，我們的預防措施做得相當嚴密，全程沒有出現院內感染，事件結束後，本院的醫護人員還志願到台北專責醫院支援。

那段期間，在整個醫療團隊的全力配合下，我們在確保了所有員工及家屬都沒有受到感染後，又陸

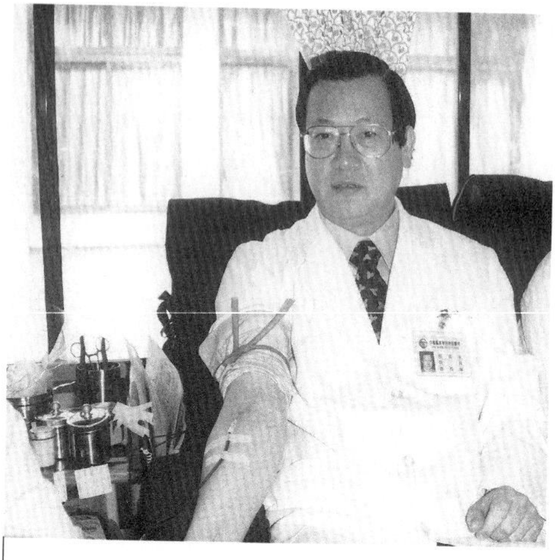

1998年3月18日，捐血中心存量不足，醫院舉辦捐血活動，蔡長海率先挽袖帶領、響應。
（照片提供／蔡長海）

陸續收治了數名SARS病患，且成功救治他們，既維持了醫院的正常營運，也發揮了醫學中心的責任。

五月初，由於疫情加劇，中央指示於五月二十七日成立「中部地區SARS防治醫療資源整合指揮中心」，指派我接下「中部指揮官」的重任，肩負起中部六縣市的防治工作，主要任務是保護中部六縣市民眾的安全。當時，我承受的壓力非常大。

在北高二市四面楚歌之下，中部地區指揮中心的全體人員，不眠不休、戰戰兢兢，站在同一陣線上同心協力，散發出來的那股生死與共的鬥志，深深感動了我，也讓我充滿了信心。

在中部六縣市首長和衛生局長官們、各醫療院所、中部指揮中心的全體工作人員，特別是健保局中區分局和疾病管制局中區分局的同仁，以及一群默默奉獻的無名英雄相互合作下，中部地區全身而退，平安地渡過了危機。那段期間，除了感謝中部指揮中心全體工作人員外，也要感謝長官們的指導，讓我能圓滿地達成了任務。在經歷了SARS的這場衝擊之後，我更能體會到人與人之間，互相關懷合作與堅持每一個角色的重要性。

實現異想

醫療事業的經營目標

「夢想，是人生的願景，也是可以具體實現的目標」。人生要提早做生涯規劃，沒有生涯規劃的人，就不懂得時間管理，不知道要把人生的歲月投注在那裡，自然也就沒有成功的機會。

管理大師彼得・杜拉克曾經引述一個故事。有人問三個石匠：「你們在做什麼？」第一位石匠說：「我在賺錢過活。」第二位石匠邊敲鐵鎚邊說：「我要雕鑿出最合用的石塊。」第三位石匠抬頭望，眼中有夢想的光芒，並說：「我正在建造一座大教堂。」

第一位石匠「做一天工作，領一天薪水」，目的沒有錯，但內心沒有理想。第二位石匠是「專業的頂尖專家」，可以成為此一領域的專家。但真正的領導者，猶如第三位石匠有崇高的願景和強烈的使命感。

就醫療工作者來說，醫療事業的經營目標，就在於「不斷地提升品質」，如果像第一位石匠所說的，就只是認為自己在「當一位醫生」，第二位認為自己是「一個醫院的管理者」，而第三位具有遠大的理想和目標，認為自己是在「創造一個高品質的醫療服務、教育、研究的事業」，我們的願景就是如此。

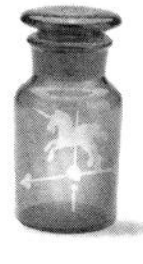

從醫療跨身教育，築夢踏實

除了行醫和擔任醫院管理者，「教育」是我開創的另一個人生重要目標。九十年三月，在我接下了中國醫藥大學暨附設醫院董事長的職務後，可說是真正從「醫療界」跨足到「教育界」的領域，也因而為病人看病的時間減少了，這對我來說，確實有些遺憾與不捨，但是，相對來說，我背負的是更多的責任，要為更多的人服務，所以我鼓勵自己要不斷地超越，追求更多的進步，來完成更多人的夢。

教育是要能洞察機先，順應學術潮流趨勢及國家社會發展的需要，掌握機會，創造新的格局，培養豐富專業的人才。中國醫藥大學是處理急性醫療的機構，但完整健康的觀念，尚包括「預防醫學」、「亞急性醫療」、「慢性醫療」、「養生」，在長期照護及養生方面，仍有很大的發揮空間。

也就是說，上一代的人可能是生病時才意識到身體健康的重要性，但生活在二十一世紀的人，卻應該在身體還健朗康壯的時候，就主動重視並規劃自己一生的健康大計。這不僅是一種心態，更是一種管理能力，而陪在一旁協助每個人訂定並執行健康大計的，就是能助人遠離疾病，但目前尚十分缺乏的健康管理人才。

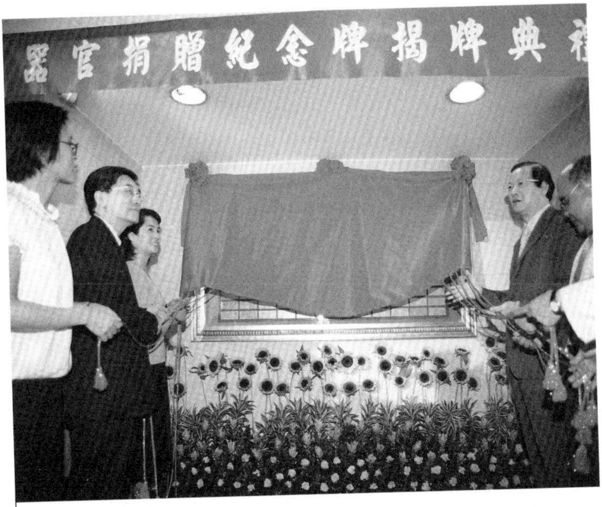

2003年9月17日，蔡長海主持中國醫藥大學附設醫院「讓愛源源不絕」器官捐贈紀念牌揭牌暨感恩典禮，宣揚器官捐贈的觀念和意義。（照片提供／蔡長海）

根據統計，三十年後台灣六十五歲以上的人口將激增四百萬人以上。這些人，想必人人都希望生活過得好，身體又健康。如果有人能幫他們規劃健康大計，同時提供理財、法律、休閒娛樂、社交等資訊及相關服務，必能提升老年生活的品質。

環顧新世紀的來臨，世界各國為順應「國際貿易自由化、區域經濟整合化、科技競爭全面化」的發展趨勢，皆致力推動「知識經濟」，積極建立「知識創新體系」，有效提升國家競爭力，台灣正處於此一向上提升之關鍵時刻。因此，站在醫療工作者的立場，

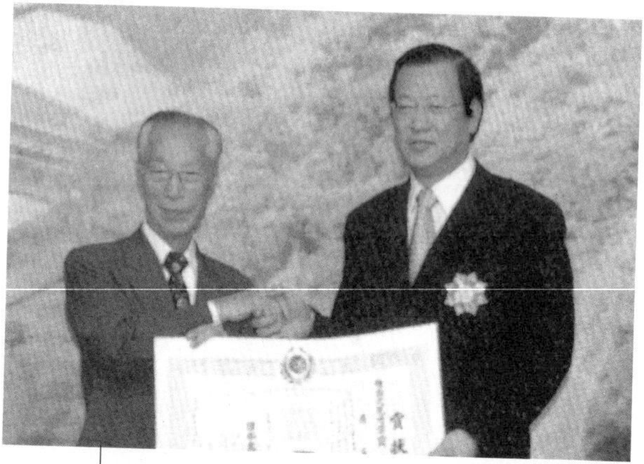

2001年10月26日，日本文化振興會元皇族名譽總裁六條有康頒社會公益獎給蔡長海。（照片提供／蔡長海）

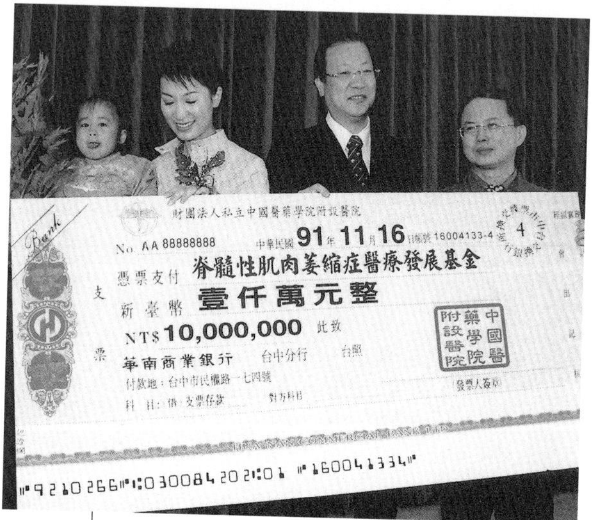
財團法人私立中國醫藥學院附設醫院
No. AA 88888888
中華民國 91 年 11 月 16 日
憑票支付 脊髓性肌肉萎縮症醫療發展基金
新臺幣 壹仟萬元整
NT$ 10,000,000 此致
華南商業銀行 台中分行
中國醫藥學院附設醫院

2002年11月16日，蔡長海代表中國醫藥大學附設醫院捐贈成立「脊髓性肌肉萎縮症醫療發展基金」壹仟萬元。（照片提供／蔡長海）

我想，建立一所兼具「前瞻、卓越、獨特」的國際化研究型綜合大學，培養更多的e世代人才。

民國八十七年，經實地踏勘與研究，並參酌美、日等先進國家健康大學的概念，八十八年十月，我及一群有理想的朋友，決定選擇山明水秀、交通便捷、適宜求學，而且具有濃郁文化氣息的台中縣霧峰鄉，籌設「台中健康暨管理學院」。從八十八年底獲教育部同意籌設，至九十年三月教育部核准成立「台中健康暨管理學院」，前後不到三年，就完成一所大學規模的學校籌備、提出申請、校舍興建、延聘師資、充實設備、核准通過……，並隨即進行招生工作。

這所以「健康」為核心主軸，培養「健康」、「管理」、「資訊」及「人文教育」等新世代領袖菁英為目標的健康暨管理學院，不但創下了教育部審理公私立大學設立籌設的全新記錄，招生四屆以來，學生人數達六千多人，而且迅速獲得教育部評鑑為新設立大學的第一名，吸引不少東南亞國家學生前來深造。

「以真、以善、以美」為創校宗旨的台中健康暨管理學院，除了致力於高等教育的發展，追求「身、心、靈」的提升，承啓文化、服務社會，辦學理念是「教學前瞻化、卓越化」、「研究本土化、國際化」、「服務社區化、優質化」，希望能改變過去國人

「重國立、輕私立」的傳統觀念，打破「高學位、高失業」的文明噩夢，造就產、官、學界學術與實務兼備的「高學位、高能力」的專業人才，往「台灣的哈佛大學」理想邁進。

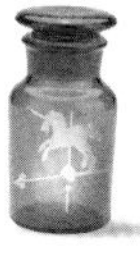

永遠的藝術夢

我平日的作息很規律，晚上十二點上床，早上六點起床，先運動半小時到一小時，游泳、騎腳踏車、或以跑步機慢跑，接下來就是忙碌的行程。至於休閒，由於從小我就對繪畫等藝術充滿了興趣，多年來，內心深處也始終未能忘情於藝術，所以雖因時間有限，未能拜師習畫，但只要有機會欣賞繪畫，我總能稍稍滿足悠遊藝術國度的心願。

像我目前的辦公室，就掛著二十世紀著名的西班牙超現實主義派畫家米羅繪製的版畫，還有甫獲遴選為法國藝術學院院士的華人藝術家朱德群的油畫，以及一些以牛為主題的楊英風、朱銘等大師，與法國知名雕塑大師阿曼的雕塑作品，每每工作到一段落，趁空站在這些作品前面欣賞一下，往往能立刻忘卻疲憊、舒緩壓力、靈感湧現。

此外，我還固定收藏台籍畫家的畫作，甚至和畫家成為惺惺相惜的畫友兼話友。這些畫作，除一部分放在家中陳列外，大多掛在醫院的辦公室走道上、會客室中，分享給所有訪客及同仁欣賞。我甚至有一個心願，希望未來有一天，我能成立一個私人美術館，將所收藏的台籍畫家的畫作輪番展出，同時提供這些台籍藝術家定期展出的空間，以彌補我當年未能完成的畫家夢。

基於對藝術的興趣，也基於一份對藝術家贊助的心情，當我的經濟情況稍有能力時，便開始有計畫收藏一些台灣藝術家的作品，而雕刻大師楊英風的作品「輝耀」，不但成為中國醫藥大學附設醫院入口處最顯眼的公共藝術，也是本院的精神象徵。

此外，除了收藏了雕刻家朱銘的十二生肖作品，更因為我生肖屬牛，先後收藏了台籍繪牛專家李穀摩的畫作、朱銘及楊英風以「牛」為主題的作品數件，時時警惕自己發揮「台灣水牛」的精神，除了苦幹實幹不怕難，更重要是「用心」，而且發揮堅持的耐心。

除了藝術的欣賞，對於國內外政治、經濟及其它方面的情勢與變化，我也非常關心，工作之餘，一定會抽空看看這方面的新聞和雜誌。此外，我也蠻喜歡旅遊，每年都會與院內同仁或好友到世界各國走走，除了考察觀摩與醫療、教育有關的業務外，也會藉此吸收接觸國外的風土民情，增廣眼界和見聞。

以建立國際一流大學爲目標

「積極提升品質、創造競爭優勢」是我未來在醫療及教育上的工作重點。大學以「教學、研究、服務」為主，醫院以「服務、教學、研究」為主，在經營上是相通的，因此，我積極整合學校及醫院的資源，以提升「臨床教學、研究發展、醫療服務」三方面之品質為發展方向。

在我能力可及範圍，我將盡我的力量幫助母校中國醫藥大學發展成為「國際一流的中、西醫藥綜合卓越大學」，附設醫院也要「建立完整的中國醫療體系並提升為國際一流的中、西醫學中心」，成為一個優異而有績效的醫療教育和服務體系。

我很高興的是，雖然中國醫藥大學的醫學教育改革起步稍晚，但從四年前起已急起直追，如今不但成為許多國內外醫學院指定參觀的學校，這幾年，中國醫藥大學每位老師平均所提出的論文，及每位老師研究的件數，都高居台灣私立醫學院排名第一，成為中台灣醫療及學術重鎮，學生人數遍及全國及離島（平均每五位醫師，有一位是本校畢

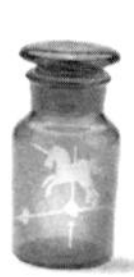

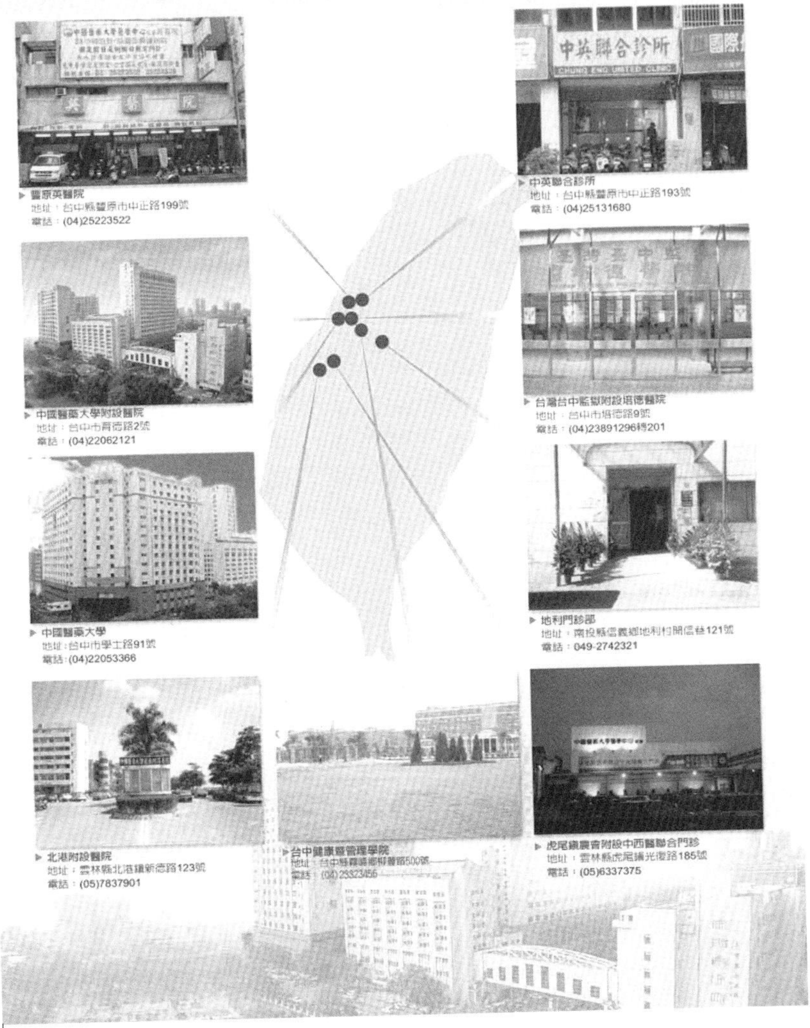
中英聯合診所
CHUNG ENG UNITED CLINIC
豐原英醫院
地址：台中縣豐原市中正路199號
電話：(04)25223522
中英聯合診所
地址：台中縣豐原市中正路193號
電話：(04)25131680
中國醫藥大學附設醫院
地址：台中市育德路2號
電話：(04)22062121
台灣台中監獄附設培德醫院
地址：台中市培德路9號
電話：(04)23891296轉201
中國醫藥大學
地址：台中市學士路91號
電話：(04)22053366
地利門診部
地址：南投縣信義鄉地利村開信巷121號
電話：049-2742321
北港附設醫院
地址：雲林縣北港鎮新德路123號
電話：(05)7837901
台中健康暨管理學院
地址：台中縣霧峰鄉柳豐路500號
電話：(04)23323456
虎尾鎮農會附設中西醫聯合門診
地址：雲林縣虎尾鎮光復路185號
電話：(05)6337375

蔡長海董事長服務的醫療、教育體系網。

業的），而美國、澳洲、英國、加拿大等國的學生，也特別前來本校見習、實習或進修，也有的特地來學習針灸。

此外，生物科技是二十一世紀的科技主流與趨勢產業，在中國醫藥大學的未來規劃中，我計劃以學校及醫院為中心，往尖端醫療科技領域上發展，結合「教育事業、醫療和生醫產業」三方面發展做妥善的規劃，塑造中部地區文教、醫療、科技整體之優質環境，打造一個完美、有活力的高科技醫療園地，如同「美國矽谷」、「波士頓哈佛」般闖出名號，成為全球聞名的高科技醫療發展重鎮。

惜福與感恩

不論行醫、教學或擔任管理者，我常把「學生」與「病患」看作是我的子弟和家人。也因為小時候的成長經歷，日後在工作上，我非常惜才，對於認真上進、肯吃苦耐勞的同事，我會特別給他們多一分的疼惜、照顧和發揮才能的機會。

我認為，人最重要的是要能「惜福和感恩」，如果說今天我有一些成就與進步，那不是我一個人努力得來的，我想，所有的功勞應該歸給和我一起打拼的同仁，我常說：「我以擁有最菁英的團隊為榮」，一個人的成功，得自整個社會、國家與長官、朋友太多，是由很多人的心血集合而成的。

「謙卑與感恩」是做人應該有的態度，身為一個領導者，我覺得自己要學的事還很多，這些年來，我很感謝我的家人和團隊同仁們，陪著我克服危機與困難，今後，我還要繼續和他們一起努力，打造屬於我們的醫療及教育事業群。

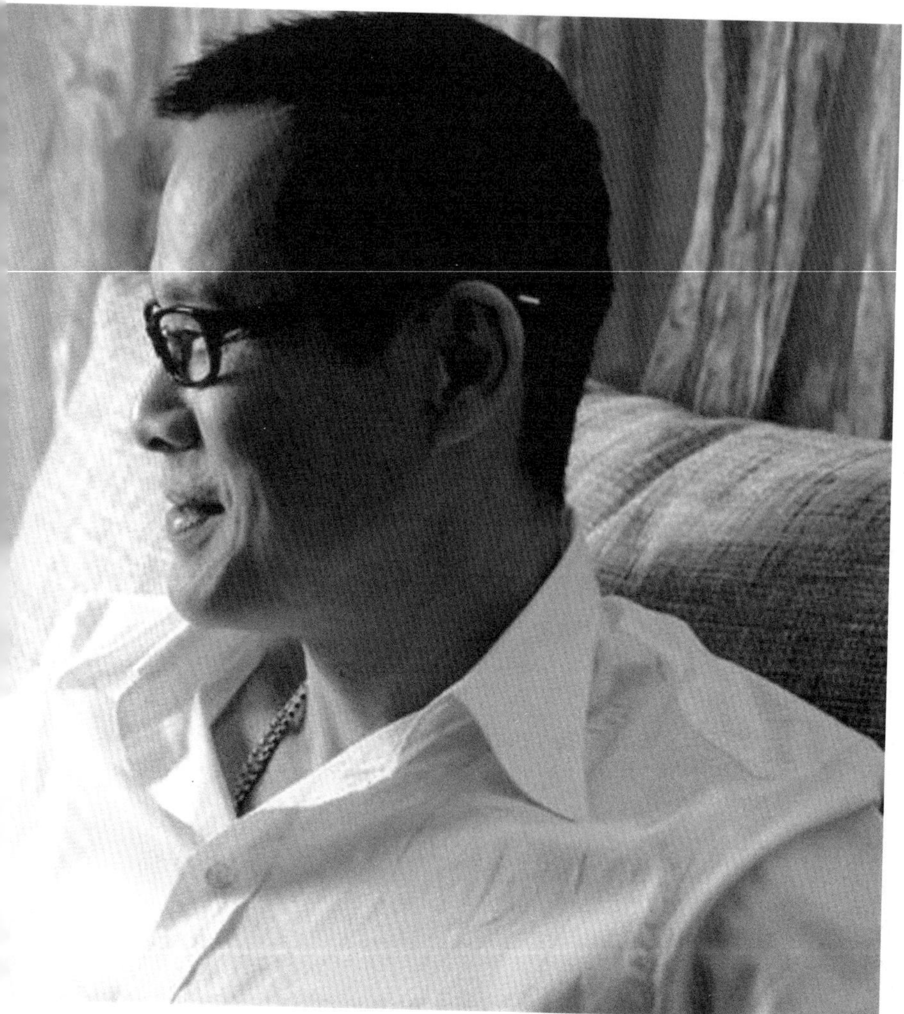

2004年於台北。
（照片提供／演藝工會）

永遠的創作人 羅大佑

羅大佑 口述
陳質采、李碧姿 採訪整理

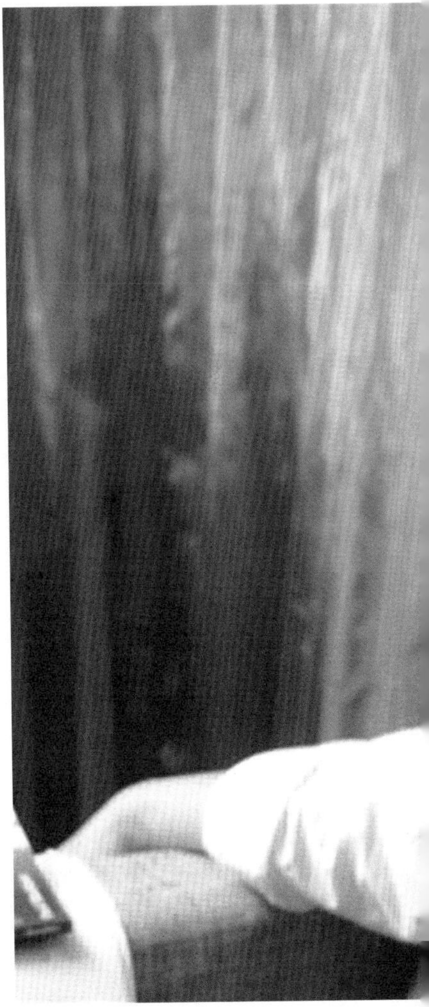

羅大佑

學歷：中國醫藥學院醫學系
經歷：台北市仁愛醫院放射科醫師
現職：「音樂工廠」負責人
專長：作曲、作詞、編曲、樂器演奏、專輯製作及演唱
著作：《之乎者也》、《未來的主人翁》、《家》、《青春舞曲》、《愛人同志》、《昨日遺書》、《衣錦還鄉》、《閃亮的日子》、《告別的年代》、《追夢》、《皇后大道東》、《昨日情歌》、《原鄉》、《首都》、《戀曲2000》、《羅大佑自選輯》、《羅大佑2》、《童年》、《無法盜版的青春——二十世紀羅大佑》、《美麗島》
獲獎：紐約「亞洲最傑出藝人獎」（1987）
金嗓獎最佳作曲獎——《思念》（1987）
「最佳電影配樂獎」——《衣錦還鄉》（第九屆香港電影金像獎，1990）
「最佳電影主題曲獎」——《滄海一聲笑》（第十屆香港電影金像獎及金馬獎，1991）
「最佳單曲歌唱錄影帶影片獎」及「年度最佳單曲獎」——《火車》（第四屆金曲獎，1992）
「最佳影片主題曲」——《似是故人來》（第十一屆香港電影金像獎，1992）
「十年風雲人物榮譽」大獎（新加坡第一屆醉心金曲獎，1993）
「最佳專輯及最佳製作人獎」（第三屆中時晚報唱片評鑒大獎，1993）
「最佳影片主題曲獎」——《女人心》（第十三屆香港電影金像獎，1994）
「傑出貢獻獎」（北京「音樂風雲榜首屆頒獎盛典」，2001）

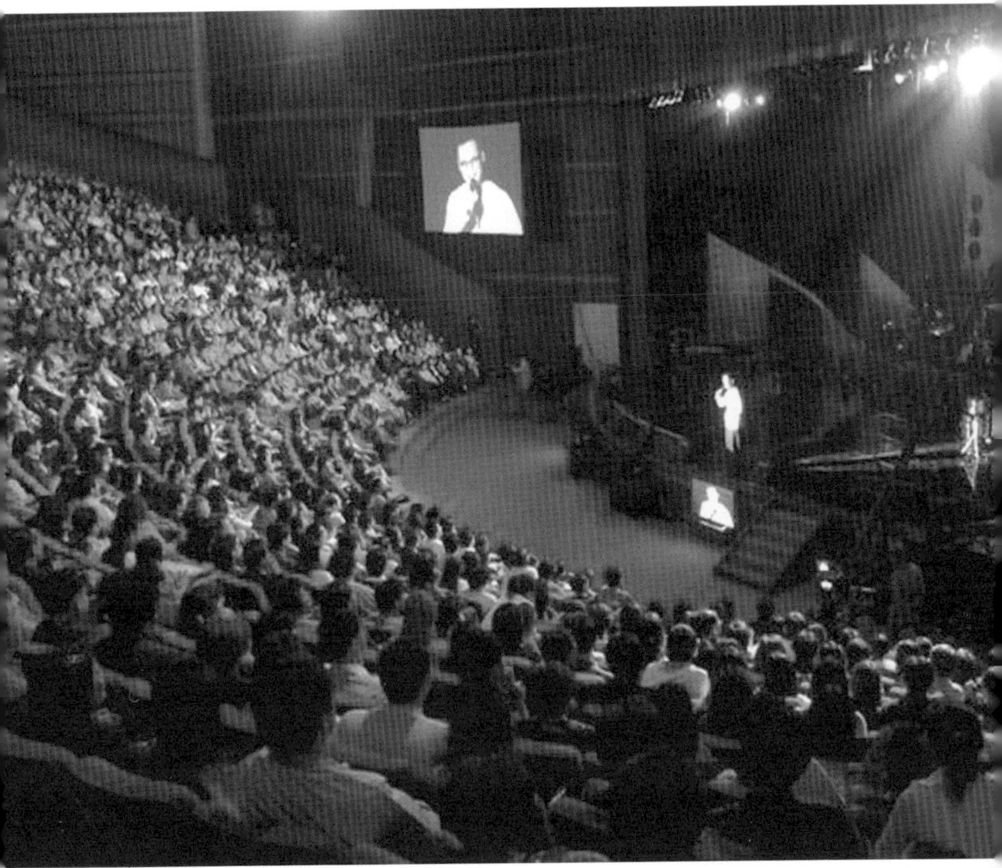

2004年於新加坡演唱會。
（照片提供／演藝工會）

踏入醫學

在家掀起黑色旋風

傳統上，想放棄「醫師」這個人人稱羨的行業並不容易，尤其我們家開設醫院，父親和哥哥都是醫生，姊姊是藥師，母親又是護士；在我成長的環境中，醫學是很重要的一環，家人的談話常圍繞在跟醫學相關的話題，很自然就順著家人的期望選擇學醫。考大學的時候，我已經很明確知道自己的興趣是音樂了，但我也知道不能靠音樂吃飯，所以，我也跟哥哥一樣，決定要讀醫學院，這並不代表我放棄了音樂。

我很慶幸我不是老大，我哥哥念醫，他是心臟醫學博士，相對地父母要我行醫的期望和壓力就不會那麼大。我很早就接觸音樂，小時候學過鋼琴，也很喜歡聽歌，無論西洋歌曲、日本歌曲，一直都很有興趣。但是家人不讓我放棄行醫，所以我就一邊當醫師，一邊搞音樂。

醫學院畢業後，醫師的工作才剛起步，我一度選擇在醫院擔任放射科醫師，當時還是希望能同時兼顧音樂與醫師的工作。會選擇放射科，主要是可以不必直接面對病人，

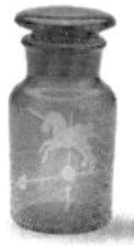

躲在幕後對我而言是比較安全的，可以避開直接面對病人的不便，否則以我的情形，同時又兼藝人，在行醫這行業會比較麻煩一些。

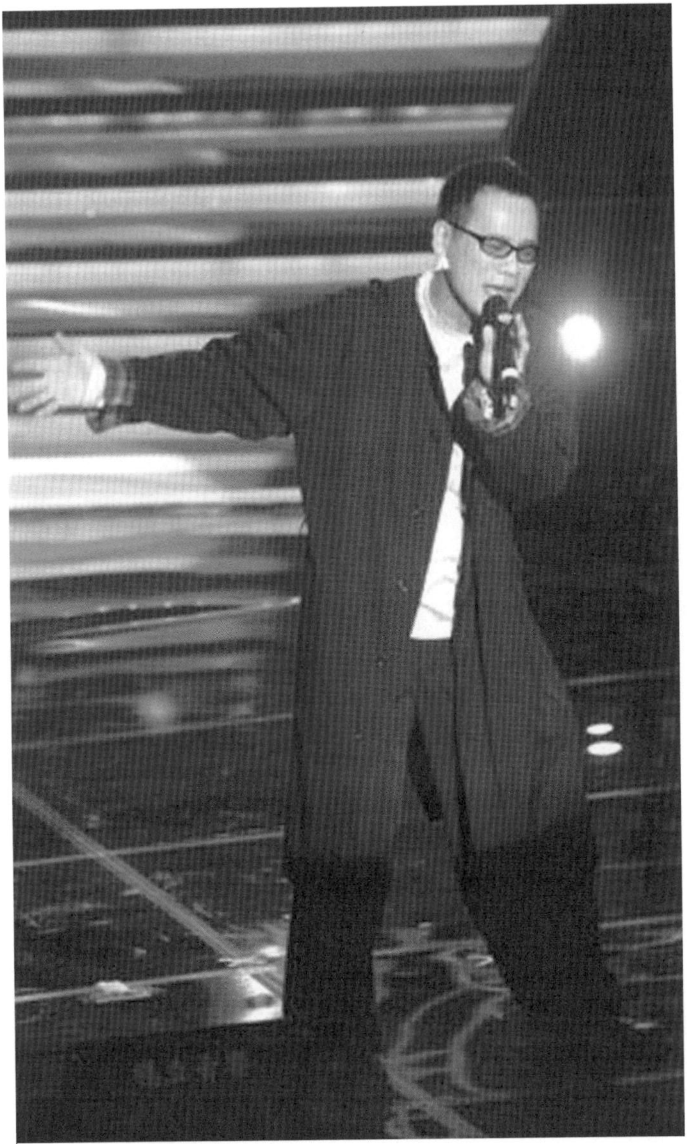

2004年於新加坡演唱會。
（照片提供／演藝工會）

萌芽發展

脫下白袍，走向陌生旋律

後來，我覺得跟音樂有一種契合感，在音樂方面的發展可能會比較大一點，況且台北有那麼多醫師，實在不缺羅大佑一個人，社會可能更需要一個音樂從業人員。所以我最後就鬧革命，我跟爸爸說：「如果再逼我回來當醫師，我就跟你脫離父子關係。」

當然，整個大環境的改變，社會觀念比較開明也有相當程度的影響。事實上，做音樂並不是一蹴可幾的念頭，當時演藝事業雖然已經有些不錯的成績，但是面對家人，總會考量現實的層面，我跟家裡大概抗爭了十年之久，當做到某個程度，得到家人的認可後，才真正轉入音樂創作這一行。

我想做決定的過程，應該是在找尋自己的價值觀，這可從三方面來看：第一，對自己而言，先天較傾向哪一個工作，這是需要時間證實的；第二，自己的興趣；第三，表現（performance），也就是說哪個領域可以做得好一些。經過這三方面仔細衡量後，發掘比較合乎自己的生命價值來做為選擇的依據。其實，人的本質，就是從這樣的著眼點

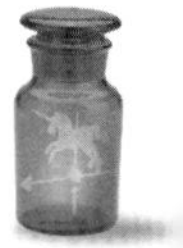

開始。我常講一點，一個人很難工作做得不開心，卻活得很開心，人的存在往往是取向於從事一種自己喜愛的工作為價值。這樣的尋覓並不是幾個月或兩三年可以決定的，譬如要當醫生或做音樂，不是很快就可以做決定的，所以我花了十年時間。

我一直認為時間是人生最重要的一個元素，我花了二十年才知道我要幹什麼，所以一定要多花一點時間，多接觸一些東西，才能明白自己的能力和興趣。人只有在做自己有興趣的事情時，才能發揮最大的能力，清楚生命的價值。

對音樂許下承諾

當然，從一個專業跳到另一個完全不同的領域，是需要勇氣的，但最後一定要回歸到承諾（commitment），有了承諾就不必擔心勇氣的問題。任何事需要的就是承諾：「我就是要這樣做，即使放棄原來的我。」

每個人對勇氣的定義不同，但決心不同，熱愛也就不一樣。熱愛醫生還是音樂呢，若是熱愛音樂就必須放棄醫生，我覺得這樣的抉擇跟承諾比較有關。

會選擇音樂，這跟我小時候接受音樂教育有關，另外就是興趣。我覺得音樂是一種抽象的藝術，看不見、摸不著，但聽得到，它的擴散能力很強，可以擴散到很遠很廣泛的地方，只要旋律夠清楚，線條夠清晰，人家聽十分鐘就可以學會，擴散到很大的範圍。我比較注重感情，好的感情需要擴散來完成，另外，音樂本身有一種善念，如果它是一種讓人類和諧的因素，我願意終生用音樂來做這件事。

我個人認為「創作」是比醫師更需要全職的工作（full time job），但要強調的是，沒有人可以發給我們執照。有些人認為藝術沒有所謂的執照，而擔心沒有飯吃，我覺得不要去擔心這些東西，只要確定真的是自己熱愛的，就要義無反顧地放棄醫生，千萬不要想著還有回頭的機會。假如心裡頭還惦記著做不好大不了再回去，就完蛋了。所以，不要給自己留後路。

實現異想

選擇了就沒有難過的理由

過去，對我影響最大的是離開台灣到紐約的那一段時間，當時我在台灣等於是個活在舞台上的人，一個舞台上的人最大的挑戰就是拋棄所有的掌聲和知名度。但我覺得這是一個必要的過程，這使我更清楚自己在做什麼，當別人批評你的時候就不會急著反擊或辯護。以前當我遭到他人批評時，總是憤憤不平；現在則了解自己對生命的價值觀，更了解許多的問題可以讓時間去解決，只要覺得做的是正確的，時間會證明一切。

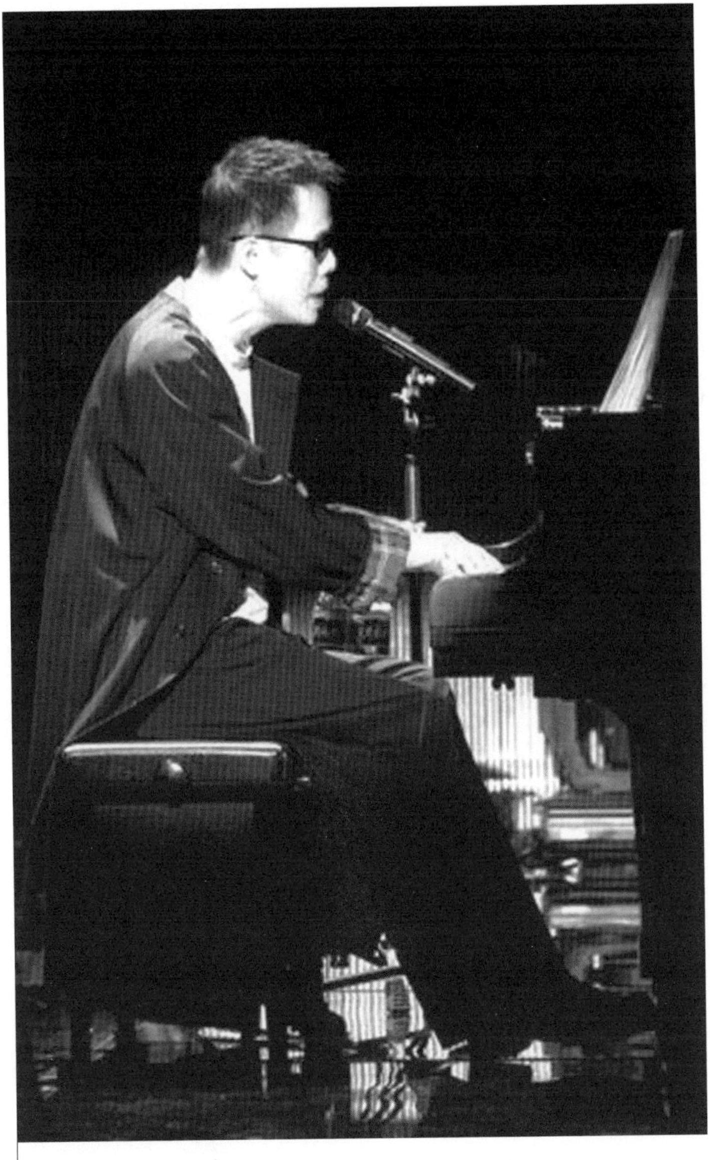

2004年於新加坡演唱會。
（照片提供／演藝工會）

在創作過程中，挫折當然很多囉！不斷有挫折產生，其實我永遠不知道下一首歌是否可以寫出來，一定要經過這種挫折的關卡、生活的歷練，才能將一首首歌雕塑出來。這是要經過時間的檢驗，不能取巧，不可能說一、二個月要交五或十首歌，我無法這樣做，我寫不來一首不痛不癢的歌。我對音樂有自己的想法。

不過，我覺得選擇了這行業，就不能有難過這回事，走入這行業是自己的決定，要開心一點，選了後還一直講難過的話，表示自己言行不一，這樣的人一輩子會很不開心。

專業經得起時間流轉的考驗

對我而言，醫生的專業是比較容易界定的，因為考到執照，醫師的專業就會被認可。但是當個作曲人，直到現在還沒有人發執照給我呢！也就是說醫師已經是自由業了，但音樂這行業更自由，生死存亡完全看自己。

我覺得創作的專業跟醫病的關係有點類似，第一步一定要得到接受者的認同，每一個人都可以自稱說我寫的歌很棒，但問題是被拿出來檢驗時，譬如唱片、卡帶賣多少張？這時銷售量就很重要，若賣二、三千張，摸摸鼻子就可以回頭當醫生了。在銷售量被認同之後，接下來是本身對作品的認同程度，是否真的寫出一些東西，所以我覺得互動性很重要，醫生做音樂不是作秀，而是本身的熱愛。

基本上，專業與非專業的界定對我來講，都是同一個答案：時間。是否經得起時間的檢驗？做音樂沒有聽眾自然會離開，因為連謀生能力都不行，談什麼音樂理想？又如何談音樂裡傳達的訊息？所以時間是最好的檢驗方式。譬如，兩百年前羅西尼作的歌到現在仍被人演奏，證明他夠專業。通常根據自我的生命經驗與生活法則去創作，堅持自己，那就是專業，任何事情活在當下不可能不專業，不專業自然就會消失不見。

我的歌有醫學的生命

前陣子利用在台中開演唱會的機緣，回到母校中國醫藥學院，有機會跟學弟妹聊聊，很開心。現在醫師越來越多，醫生與病人的比例越來越小，於是我跟學弟妹說「不要認為唸了醫學院，就一定會當醫生」，不要把自己侷限於此。

很多人常問我唸了七年醫學院，又當了二年醫師，花了九年，會不會覺得投資太大，浪費時間？我後來想想，覺得一點都沒有浪費，尤其醫學著重分析的思考訓練，是我最大的收穫。

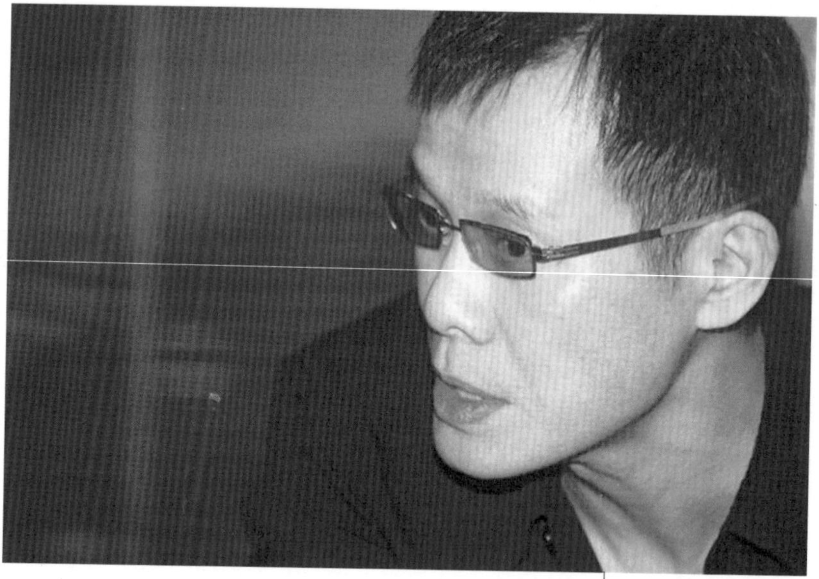

2004年於新加坡。
（照片提供／音樂工廠）

醫學與音樂同樣面對生命，假如能抓住這個共同點，憑藉此一優勢去思考、分析出一些觀點，歌詞寫出來的意境就會跟別人不一樣，有原創的價值。我與學弟妹分享經驗，不要以為進了醫學院就很少會轉行，即使現在也是如此。

我花了很多年學醫，雖然實質上和我現在從事的音樂工作無關，但學醫使我做事的態度很嚴謹。為什麼我可以為一首歌詞琢磨五年？為什麼當歌曲沒有生命，我絕不發表？當我做每個重大決定的時候，多年的醫學訓練都使我非常小心，不敢出差錯。所以，面臨人生階段的轉換，不必完全否定過去；過去的努力，對未來總有一定的影響。

有人說我的作品主題很大、很嚴肅，我同意，我是思考得太多、太嚴肅，至於主題有多大我不知道，這和我是客家人有關。客家人到處流離遷徙，經歷的苦難比較多，但很團結，有點像猶太人，大概因為這個原因，他們天生比較注重對人的本質、民族、國家的關注，總是在思考這樣的大問題，在普通人看來，這是件很累的事情。很累，但沒辦法，這是我根深蒂固的東西。這可能和我做醫生的訓練有關，醫生就是關注事物的本質，比如病是如何發生的、什麼病菌等，看到本質的一面很重要，因為它影響後來發生的事情。做醫生是看事物的必然性，結什麼果，要求防止出現惡果的原因。

年年成長的光陰故事

早期我在台灣寫音樂，後來在香港住了十年左右，這個地方有好有壞，好的方面就是做音樂的環境制度化，很規範；不好的就是抄襲別人的音樂和翻唱國外的歌太多。我在紐約也住了很長的時間，主要是跟家人在一起。在紐約，父親的去世對我影響很大，一個你以為會一輩子陪伴在你身邊的人就這樣過去了，後來家裡也發生一些事，這些都使我對人、對世界的看法產生很大的改變。

那年對我來說是一個分水嶺，而前兩年一直到千禧年、二十一世紀的變化對我來說也是一個分水嶺。我一直在思考，自己在社會中可以扮演的角色是什麼？跟《之乎者也》的時候肯定不一樣了。我覺得對身邊的人來說，他們能因為我而感到開心，這也是很重要的貢獻。

最近舉辦很多演唱會，再度回來面對觀眾，給我最深的感覺是「回來了，大家都長大了！」這些日子以來，雖然我不常待在台灣，但大家都同樣經歷了生命的歷練過程，譬如：畢業、就業、結婚、生子，然後必須面對教育小孩的問題。面臨這種不再被父母保護的家庭，不僅必須自己掌控許多事情，同時還得靠自己的能力填飽肚子，這是人類的定律，甚至人的成長。所以選擇做音樂或當醫生全憑自己，都得面臨生命的成長過程。

我很感動的是大家一起成長的經驗，這是一種靠時間來累計的心理溝通。

航向未來

我一直都是誠實的

從一九八二年算到今年，十九個年頭，這中間經歷了太長的時間，如果那時候出生

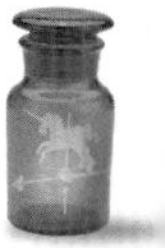

的人現在也十九歲了，是成人了，這段時間不可謂不長。這十幾年可以說是人類幾千年變化最大的階段，整個人類社會改變這麼大，我不能沒有改變。現在我老了、成熟了，也更能接受別人好的東西，然後融入我的音樂。

其實在《戀曲2000》專輯中，批判色彩的東西還是有的。以前在台灣就只考慮台灣的因素，而當我地域觀念開闊後，必須面對更多層的東西。但是我音樂裡原有的東西還是在的。不一樣的時代就要換一種新的時代脈動，我寫歌的時候老在想，是成為當紅羅大佑，寫跟當初一模一樣的東西，還是把握住自己的感覺。不過我還沒有晚節不保，晚節是創作人最大的問題。如果我不寫毀自己的東西，以前的東西還能留下來，如果為將就市場寫，我不是把自己毀了嗎？請放心，我一定不會做晚節不保的事。

我一直最忌的是「晚節不保」。我希望自己的音樂是活著的、希望它自己有生命，這是底線。我最怕變得虛偽、出爾反爾……，變成自己年輕時最痛恨、最愛罵的那種人……。正如我在二〇〇四年台北演唱會所說的：「於是只好重新背上防身武器的吉他，上入子彈的音符。對空鳴槍示眾的勇氣還是有的。活著，就得理直氣壯。對一個歌者而言，旋律才有可能在未來的世界的陌生裡再度響起。」還好，我一直到現在都還是誠實的。如果說歌裡有生命力，就是誠實！

對於新一代的青年，我要說的是「誠實」是很重要的，譬如說，台灣需要真正高規格的公平競爭，我覺得這非常非常重要，靠騙可以騙得過去，利用悲情永遠在二二八上灑鹽就會當選的話，這是不行的。

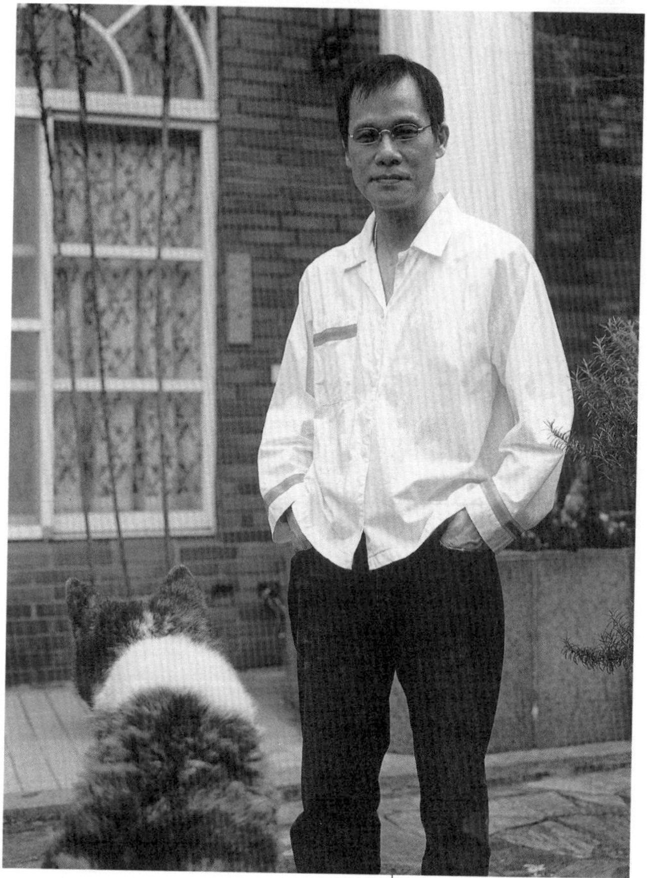

2004年接受本書採訪。
（攝影／豆照勳）

雀躍的音符有自己的生命

記得，八十年代以前，我寫歌的時候，有所謂的審查制度，我覺得這是非常不健康的制度。因為當一個人在創作的時候，甚至寫歌詞時，得想到檢查，得先自己審查該如何下筆，創作已被打了折扣，失去原有的創意。這正是我極力想避免的，我努力在創作時不去理會它，只寫我自認該寫的東西，這是很重要的。但即使是你故意試著巧妙地去回避，你依然受到它的影響。這對音樂創作而言，是極不健康的。

很慶幸，時代與觀念不斷在進步，現在已經沒有審查制度的問題。以往，在我的歌裡頭，譬如：《童年》、《未來主人翁》、《亞細亞的孤兒》、《牧童》，有很多是跟小孩子的主題有關，雖然有懷舊的元素在裡面，但是懷舊並不是講以前的事。事實上，懷舊本身也是一種生命價值觀，這種價值觀不論好或壞，它是可以鑑往知來，在以後的未來發生⋯⋯。也就是說，如果以前我們的日子過得不好，我們要如何運用過去的智慧與經驗，讓未來的日子過得好一點。

像《戀曲一九九○》、《野百合也有春天》等情歌，我是受了魯迅一些影響的，魯迅寫作的方式絕對是獨樹一幟的，他第一次把人的尊嚴清清楚楚地寫了出來，但是魯迅是很有感情的，就像他寫的《傷逝》，那樣關注一個女孩子的命運。我覺得有柔情才會偉大，才是一個人。如果你總是硬邦邦的、總是在批評，那不像一個真實的人。

情歌是我生命中不可或缺的一部分，如果總是在批判、憤怒，就變成一個革命者，這個社會只有革命者的話是很可怕的，人性有脆弱的一面，人承認自己的脆弱，人就像人了。

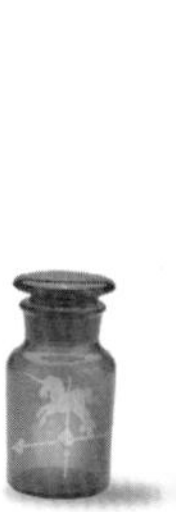

我有些歌曲很簡單，像《童年》，很上口，但也有些所謂艱澀的歌。我在音樂性結構上比較嚴謹一點，這是我給自己的挑戰。如果只是寫簡單好記的東西，我就沒有成長。我比較喜歡艱澀的歌，這說明我從自己的框框中脫出來了，這很滿足音樂家完成一個階段性成長的感覺。

說到音樂，我聽過的音樂非常多和雜，日本、英國、美國，布魯斯、搖滾、爵士，還有很多古典音樂，這些都是養料，我不是天才，一定要從別人的養料中滋養自己。對我影響比較深的人是鮑勃迪倫，還有日本的吉田拓郎，對我影響都很大。在做一個創作者的時候，感覺他們那麼多年那種對自己的堅持非常好，如果放棄堅持，真的不能再做下去了，那種堅持燃燒光了。

大自然，童年的精神堡壘

聽說有國中的孩子一邊玩著電腦，一邊唱著《未來的主人翁》的歌詞「我們不要一個被科學遊戲污染的天空，我們不要被你們的發明變成電腦兒童……」，我覺得這是很有趣的景象。

不過，我也發現那個年代所經歷的生活比較單純一點，孩子們可以很容易地接近大自然，在田野中無拘無束地的奔跑，這是好的。相對地，現在科技實在是太氾濫了，科技使人們遠離了自然。

我記得童年時，宜蘭醫院的旁邊就是一大片田野，雙腳踏著泥土的感覺是在台北沒有的。我們看出去就是平地，走出去就踏在堅實的土地上，有一種跟土壤不受分隔的暢快與自由。在台北的時候，我們是住在二樓，只能從窗戶往外看著繁忙的市街，跟土地是分開的。

我對宜蘭一直懷著一種特殊的情感，我寫了《鹿港小鎮》以後，還回去過那個地方兩、三次。巷口那棵靠牆邊的大榕樹是我們的精神堡壘。這棵榕樹長得很好，它有一邊的枝幹很大，很適合小孩子攀爬，每次我一定順著那裡往上爬，爬到一個至高點，坐在那裡覺得自己像個國王一樣，居高臨下，可以看到好遠好遠的景色。

假如現在科技對我們的生活是不好的，那麼我們該如何把過去這種好的、懷舊的及接近自然的生活方式，帶到以後的未來，所以我想我的歌裡頭，假如有提到很多小孩子或未來，是希望我們的下一代能繼續保有一顆赤子之心。

大自然的價值觀其實很簡單，就是比較接近土地。大自然的規律，就是偶爾出去被太陽曬黑、曬到脱皮，也沒什麼不好，接受最自然的陽光嘛，而不是整天躲在冷氣房裡，偶爾要跳脱冷氣房本身的限制，去曬曬太陽、吹吹風，接近樹、蜻蜓、蝴蝶……。現在很多小孩沒有親眼看過蜻蜓，只能從書中知道蜻蜓長什麼樣子，我覺得這是很可怕的事情。蜻蜓是我們小時候的記憶，日常生活很容易看到這些昆蟲。現代的小孩看到的卻只是家裡的蟑螂、螞蟻。

大自然的法則是不變的，太陽從東邊出來，月亮從東邊出來，它是循環的。自然的法則是一種定律，是人可以彼此相信，本身有一種信任（trust）。人與人之間的信任需要時間經營，才會變成一個國家、社會，大家住在一起，讓人覺得很安全，譬如：我們去陌生的地方，語言不通、文化背景不一樣，講的話別人無法了解，會沒有朋友，所以要慢慢適應。社會與國家的成長也是一樣的道理，經過幾百年、幾千年之後，才能醞釀出適宜的文化。

青少年，小心科技

現在的青少年面臨另一種困境，與我們那個淳樸年代全然不同。在新世代的氛圍

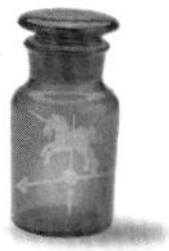

中，他們毫無界線，甚至找不到什麼是可以堅持的信念，因為每樣東西都可以輕而易舉地複製。所以在現代科技如此氾濫的情況下，我們一定要小心新科技帶來的影響與衝擊，譬如：數位相機實在是太方便了，它的目的也太清楚。

當一個東西目標太清楚、太實際、太方便的時候，反而會失去它的意義與價值，因為勢必會有下一個更先進的科技產品或新的版本取代之，人就這樣一直在跟新的科技抗爭，未來電腦可能取代人腦，這是非常危險的。

新一代的青少年要自己去建立一個合乎大自然的價值觀。我覺得，現代的大樓裡面要納入合乎大自然的價值觀是比較不容易的，因為裡面有太多的電梯、監控系統、管理人員，甚至訪客進出必須登記時間、名字、身分證字號等，其實這是違反人性，人與人之間的戒心弄到這般地步，可見是生存在一個連自己都不覺得安全的環境，這樣是不會有安穩平靜的心。

所以身為人，最重要的兩樣東西就是：誠實與接近大自然。

此外，我想最重要的還是回想現在的價值，認清你在哪裡。如果你現在不知道你在哪裡，你也不會知道十年後你在哪裡。其次，要有能力分辨什麼是你要的，什麼是你不要的。專心於追求的東西，不必旁騖於不要的，堅持走自己的路。

最後要培養容忍的肚量，愈能容忍就愈能聽進別人的忠告，也可以加強和人溝通的能力。只有當你清楚什麼事該妥協，什麼事應當堅持的時候，才能得到真正的快樂。

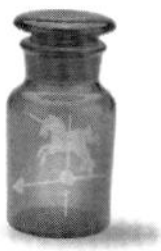

創作是我最重要的事

我有空時喜歡喝點酒和朋友聊天，或者悠悠閒閒地逛街看家具。有陣子電腦在我的生活裡扮演很重要的角色——可以休閒，跟工作也有關。彈琴、看書對我也一樣，沒辦法把工作和休閒分得太清楚，這不失為一種妥協。

離台赴港發展，創設「音樂工廠」，陸續發表《明天會更好》、《東方之珠》及《皇后大道東》，並嘗試在香港替電影配樂。在適應上，我沒有太大的問題。我相信，如果你真的很努力從事這一行，其實問題不大。

對我而言，作曲是我第一優先，最不能放棄的，再來是作詞、彈奏樂器、當製作人、編曲，最後才是唱歌。我沒辦法脫離旋律。假如我繼續製作音樂，它有一天可能會變成演奏的東西。但是我不太可能放掉「曲」、只靠文字，變成一個詩人。音樂對我有一種在骨頭、血液裡的親和力。

假如我自己對旋律本身有把握的話，在配樂方面並不是太大的問題，因為配樂可以

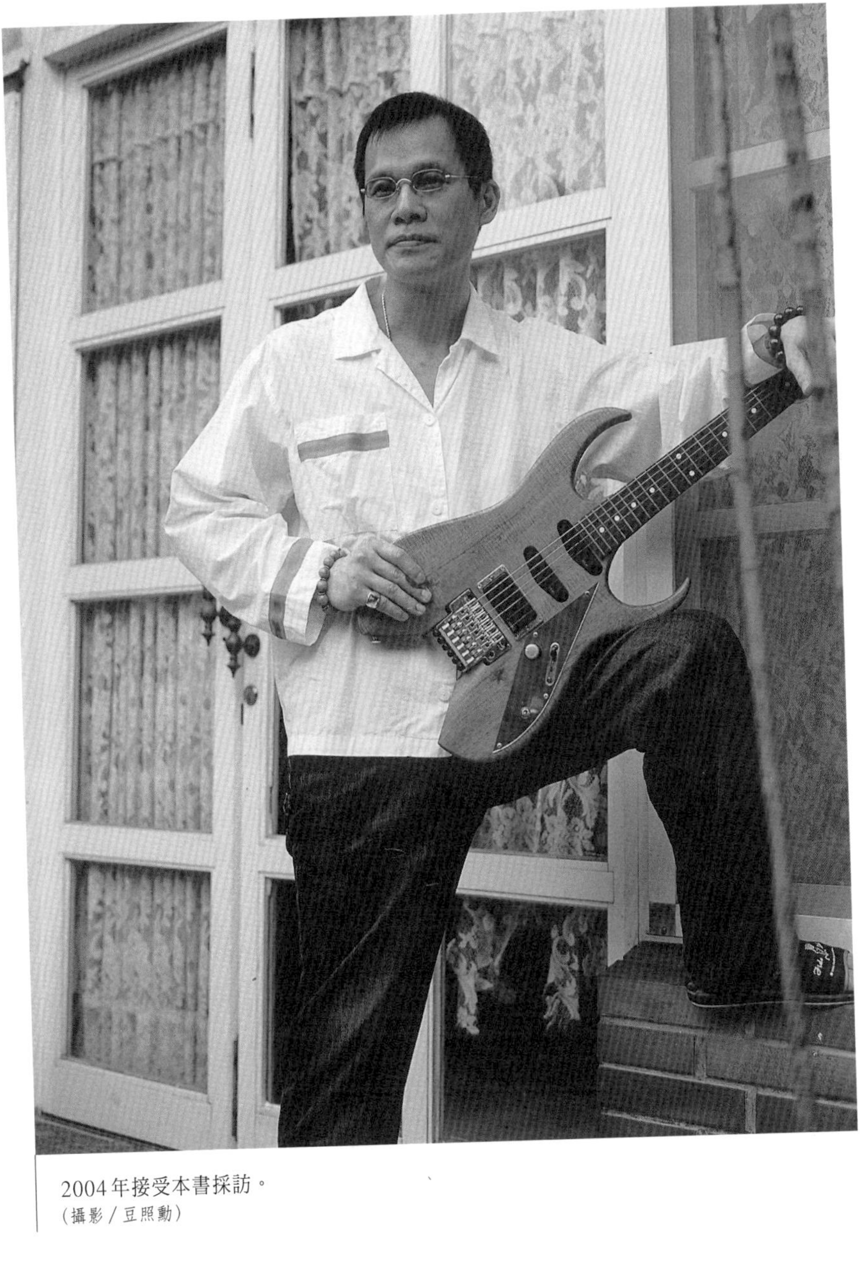

2004年接受本書採訪。
(攝影/豆照勳)

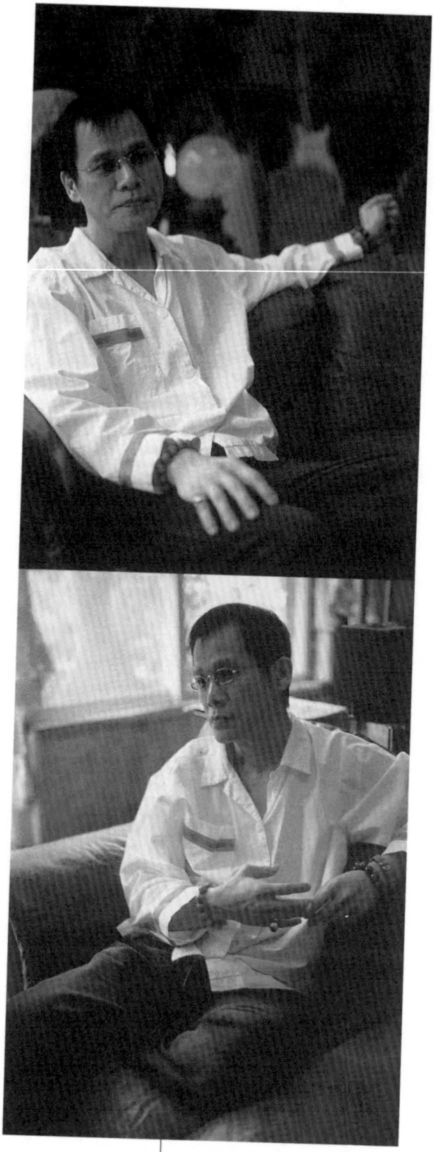
2004年接受本書採訪。
（攝影／豆照勳）

找編曲一起合作完成。其實，很多事情並不是單靠一個人的力量就可以達到，像做電影配樂，單配樂這一環起碼要邀幾十個人來做，從錄音師、助理工程師、拉絃樂、鍵盤手、到玩電腦等，它是一個團隊工作（team work），只要你找對人，不要擔心自己過不去。最重要的是，一定要掌握基本元素，譬如：寫《戀曲1990》，可利用原本的旋律，找人來編曲，我可以做出變奏來，節奏用對位的方式，使它變成相似，卻呈現另一種風格。

我的創作有點類似別人寫日記，記錄一些事情。通常一個人寫日記的原因是想記錄生命中以後值得回憶的東西。對我而言，值得回憶的是我的歌。記錄生命中的某些東西。這念頭不知從何時開始。這是一路的學習，一定要做到有信心，才能得到別人真正的共鳴。

要我談自己，事實上，我是個很矛盾的人，我一直很難看清自己，但我相信自己是逐漸成熟。至於要如何規劃，以迎接未來的十年，對我而言，又是一件難事。因為我的個性不是那種凡事規劃妥當的人。

我在音樂裡面找到自由，我希望能夠用音樂替人們創造出更多的空間，讓每個人可以在這個擁擠的世界上喘一口氣，音樂似乎成了我唯一活過的證據。

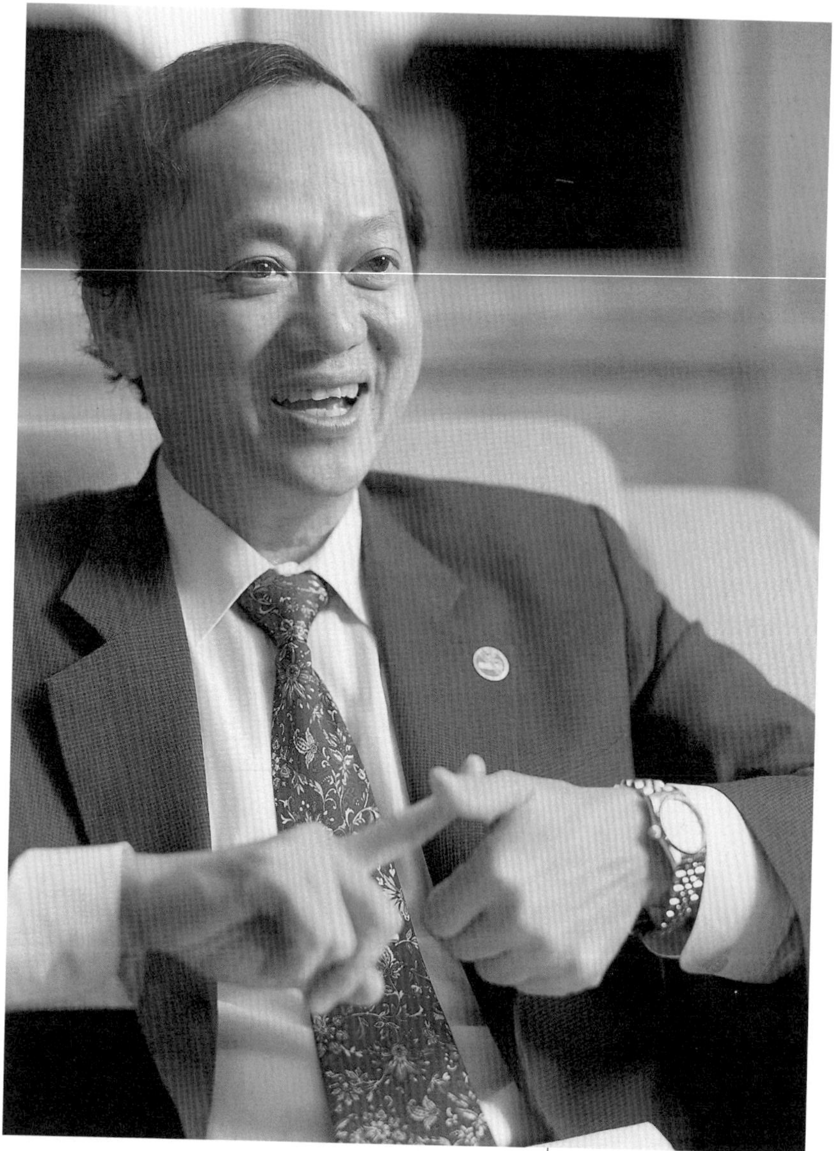

2004年9月接受大家健康雜誌採訪。(攝影/萬瑩婕)

從公衛到公益

葉金川

葉金川　口述
邱玉珍、林淑蓉　採訪整理

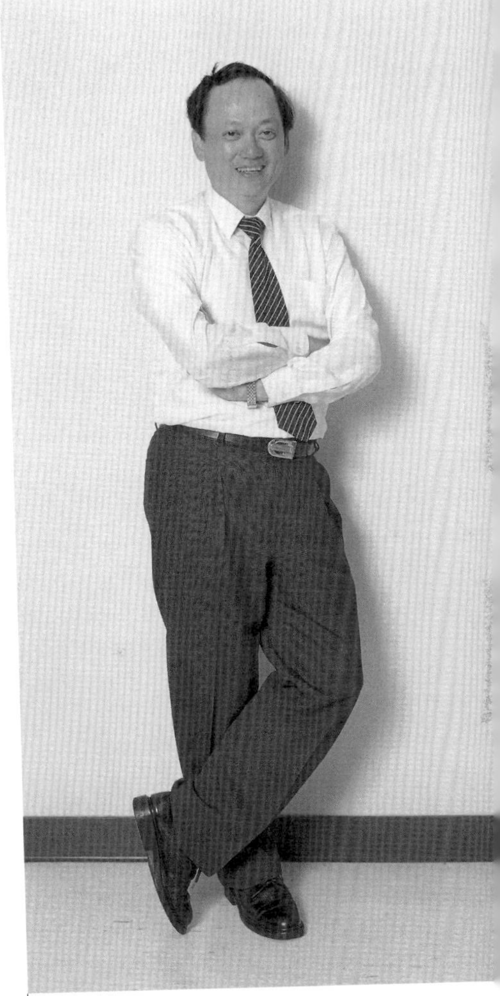

2004年7月接受大家健康雜誌採訪。（攝影／豆照勳）

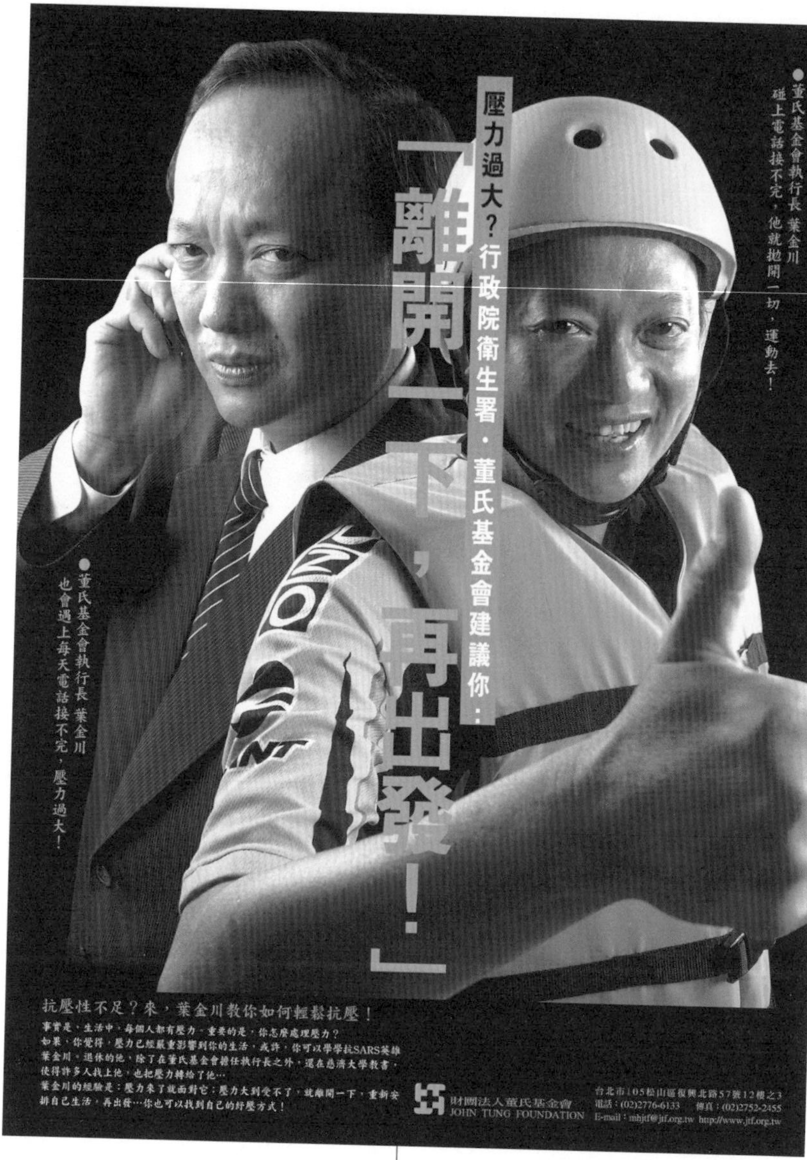
壓力過大？行政院衛生署．董氏基金會建議你：
「離開一下，再出發！」
董氏基金會執行長 葉金川
碰上電話接不完，他就拋開一切，運動去！
董氏基金會執行長 葉金川
也會遇上每天電話接不完，壓力過大！
抗壓性不足？來，葉金川教你如何輕鬆抗壓！
事實是，生活中，每個人都有壓力，重要的是，你怎麼處理壓力？
如果，你覺得，壓力已經嚴重影響到你的生活，或許，你可以學學抗SARS英雄
葉金川，退休的他，除了在董氏基金會擔任執行長之外，還在慈濟大學教書，
使得許多人找上他，也把壓力轉給了他…
葉金川的經驗是：壓力來了就面對它；壓力大到受不了，就離開一下，重新安
排自己生活，再出發…你也可以找到自己的紓壓方式！
財團法人董氏基金會
JOHN TUNG FOUNDATION
台北市105松山區復興北路57號12樓之3
電話：(02)2776-6133 傳真：(02)2752-2455
E-mail：mhjtf@jtf.org.tw http://www.jtf.org.tw

2003年拍攝衛生署心理健康促進《離開一下，再出發》公益廣告。（海報提供／董氏基金會）

葉金川

學歷：美國哈佛大學公衛學院流行病學碩士、台大公共衛生研究所碩士、台灣大學醫學系

現任：台北市副市長

經歷：行政院衛生署醫政處處長、行政院衛生署技監、行政院衛生署副署長
中央健康保險局籌備處處長、中央健康保險局總經理、台北市政府衛生局局長
慈濟大學公共衛生學系講師、佛教慈濟慈善事業基金會志業中心醫療志業發展處顧問
慈濟骨髓幹細胞醫學中心主任、台北仁濟院院長
財團法人董氏基金會執行長

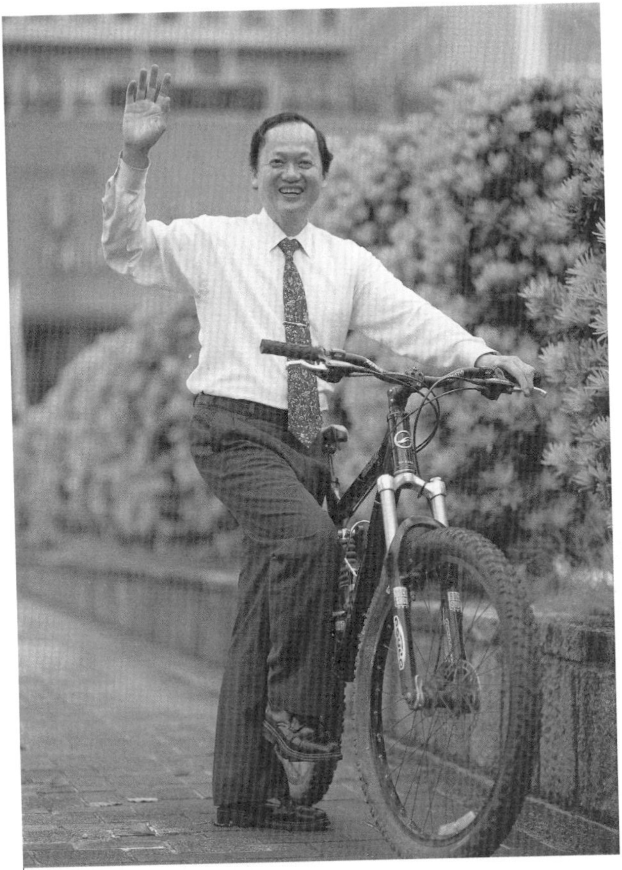

2004年9月偶爾趁著晨曦騎車上班的台北市副市長。（攝影／萬瑩婕）

踏入醫學

只因爲生物老師教學生動而選醫

在我年輕的那個年代，醫學系是大學聯考的熱門科系，一則是因為政治氣氛敏感，家長不願意下一代走入政治圈；也有些是上一代學醫，希望下一代繼承衣缽；還有少數有自己想法的學生，真的以懸壺濟世作為終生職志；台灣社會上普遍以小孩能夠考進醫學院為榮。但是，這些都不是我學醫的原因。

我唸醫學院最初的動機不是想當醫生，只是因為我喜歡生物課，所以選了跟生物相關的科系，就這樣進了台大醫學院。中學時代，我就對生物和化學課有興趣，而當年生物老師的教學方法非常生動，相對於物理教學的呆板，很容易令人選生物而捨物理。因此，剛開始真的不是想當醫師，純粹是依個人的興趣，誤打誤撞而選擇了醫學系。

進大學之前，我對未來想做什麼還不是很清楚，覺得什麼比較有趣、比較好玩，就依此方向發展。對醫師這個行業比較有概念，是唸了醫學院之後。一開始，我知道自己因為個性使然，不希望走臨床工作。因為我不善於與陌生人交談，而一個臨床醫師卻必

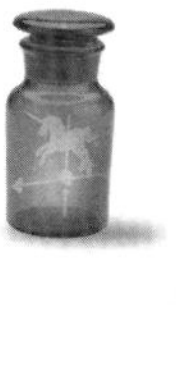

須天天接觸病人，詳細地告訴病人病情，這對我而言有點困難。直到四年級上過陳拱北老師的課之後，對自己的未來才有一個更清楚的輪廓。

做公衛，可以一次救很多人

陳拱北老師在上課時，說了一句令我很感動的話，他說：「做公衛，可以一次救很多人。」從那時候開始，我參加了很多次陳老師帶領的醫療服務隊，到偏遠地區或山地部落作醫療服務。

走出校門進入社會作事，才真正了解為什麼做公衛可以救很多人。因為醫師能做的只是「點」的貢獻，而做公共衛生卻可以從制度改善全面醫療環境。所以，醫學系畢業之後，我先去唸公衛研究所，想等研究所唸完之後，再決定要朝哪個方向走。後來當兵時，我分發到國防醫學院社會醫學研究所當教官，趙秀雄主任要我教授生物統計學，因此我體會到教學工作的樂趣，退伍之後，回台大公衛研究所任教，變成我嚮往的出路。

冥冥之中走入公務體系

雖然我很想回到學校教書，但是，在沒有十足把握的情況下，除了申請教職之外，我也向台大內科申請當住院醫師。當時與我一起申請回學校的還有現任衛生署署長陳建仁、台大教授蘇喜、吳淑瓊等。

回學校教書之路走得並不順遂。而申請台大內科，我以第一名優先錄取，就順勢而為，先作臨床看看！那時班上的同學有些都已經快當上主治醫師了，而我才剛起步，心理難免有些壓力。報到當天，內科許成仁主任看完我的簡歷後說：「你已經畢業一段時間了，再回來做臨床有點可惜，你是公衛所畢業、又有高考資格，應該去衛生署服務才對。」

我一向不太相信命理，但人生有很多事似乎又是冥冥中注定。當時許成仁主任建議我到衛生署工作，我並沒有放在心上，因為這不是我想走的路。有一天，當時的衛生署長王金茂打電話叫我到衛生署上班，他給我一個技正的職缺。我並不認識王金茂署長，只因為他跟陳老師是好朋友，陳老師向他推薦我，想不到就此走上一條和我原來想法大異其趣的路。

萌芽發展

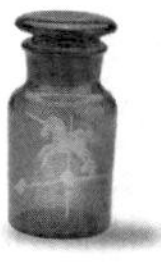

突然接到許子秋署長辦公室的來電

我不太喜歡行政工作，可是礙於陳老師介紹，覺得如果推辭，似乎不識好歹。我想，不然先到衛生署待一陣子，再決定未來該怎麼走。那時，剛好有公費留學考，我想乾脆就出國，說不定可以走出不同的路。我在衛生署只待一年的時間，就到美國哈佛大學攻讀公衛博士學位。現在想想，如果那時候我當機立斷就與衛生署擺脫關係，就不會再回到公務體系，而可能朝向我喜歡的學術之路發展。

世事難以預測，記得當時王金茂署長問我一句話：「你還會回來吧？」那時我想，當然會回來台灣呀，於是就回答他說：「當然會回來。」王署長一聽馬上就說：「那我讓你留職停薪出國唸書。」也因為答應了王署長，只能出國兩年，無法完成哈佛公衛所博士學位。

出國兩年後，署長已經換為許子秋。當時為了發展科技，由「科技教父」李國鼎所主導的科技顧問小組，向海內外華人廣發武林帖，當時的行政院長孫運璿從馬尼拉世界衛生組織亞太總部把許署長請回來，許署長就任後積極加強團隊陣容，不管年紀和經歷，惟才是用。原本以為，署長換了人，我和王署長的約定大概可以算了。想不到有一天，我突然接到許署長祕書劉重生來電叫我回來接任衛生署醫政處副處長，幾個月後，真除為醫政處處長。那年我才三十二歲，是署內最年輕的處長。

在醫政處任職，我的行政經驗雖然不足，但許署長很信任屬下，讓我覺得還蠻好發揮的；其次，他也教了我們很多事，像他覺得台灣只有醫師法太落伍了，就拿日本醫療法給我們研究，然後再制訂出符合台灣民情的醫療法。許署長在任內還完成許多重大計畫，諸如規劃台灣的醫療網、設置群體醫療執業中心、推動藥物和食品管理及B型肝炎防治計畫等。所以，在許署長領導的四年當中，我進步地很快，對於各種醫療業務都已經相當嫻熟。後來歷經施純仁、張博雅兩位署長，在工作推動上還算順利，直到臨危受命接任全民健保籌備處長一職，我原本平穩安定的公職生涯起了變化。

挑戰不可能的任務

從沒有想過自己會挑起推動全民健保的任務。在全民健保草創期，我並沒有督導這項業務，對業務的熟悉度不如署內其他同仁，雖然如此，我還是義無反顧地挑起台灣五十年以來第一次這麼巨大社會工程的重擔。

在民國六十到六十二年之間，我跟隨陳拱北教授到偏遠地區作醫療服務時，曾經深入「沒水、沒電、喝山泉水、點蠟燭、燒木材」的山地，看到不少山地醫療的窘境，可是，對於資源短缺，一天只有二班公路局的車會到的山地人來說，就算知道要治療，可是，哪來的醫藥費呢？那時候，我只是在想……應該有一個制度，讓大家都有得到最起碼的醫療照顧權利。健保的推動，竟然可以成就一個年青夢想的實踐，倒是接下這個不可能任務的時候沒有想到的。

回想健保開辦時的種種情景，真是一場惡夢。在開辦前一年，來自四面八方的壓力，幾乎讓我喘不過氣來。這些壓力主要是來自立法院、行政院人事關說，以及勞工、醫界等利益團體的施壓。雖然這些關說案，也都不算是什麼權位很高的職務，可是，健保局經手的費用常常高達四、五百億元以上，若中間出了什麼問題，行政院及衛生署都會連帶受到牽連，所以我非常堅持用人的品格操守。也因為自己有所堅持的個性，在處理這些事情的時候，技巧不夠圓融，吃了不少苦頭，甚至受到詆毀和人身攻擊。

但我就是不買任何人的帳，也不會因為任何人的要脅而妥協，因為我覺得，只要妥協一次，就有可能再妥協第二次、第三次……有些事可以妥協，但有些事一定要堅持到底。很多人覺得我很奇怪，做個人情，對我又沒有什麼損失，為何要如此堅持，因為我一直記得許子秋署長曾說過的話：「一個女孩子若你可以欺負她一次，就可以欺負她一百次。」這句話很粗，卻講得很貼切。他說：「身為一位行政官員，會遇到很多關說，如果你今天不堅守原則，心一軟讓人家方便一次，表示你也可以讓步很多次。」許署長的這句名言我牢記在心，對於有利益衝突、影響民眾的關說案，我絕不讓步。即使是張博雅署長下的命令，我也不會去做，除非她把我換下來。我的想法是：只要是會死的我一定堅持到底，不會死的我就會聽她的。

我當時這種：即使搞到最後連工作都沒了也無關緊要的意念，堅信把健保做好最重要，完全沒考慮自己的出路，一股衝勁覺得幹這一票就夠了，這一票沒有任何一毛錢可以放進我口袋，但是，我這一輩子只要能做這麼一件正確的事，那就值得了。

除此之外，我覺得自己還是很幸運，從籌備期到開辦時期，找到了許多得力同仁，沒有他們，全民健保可能無法如期在民國八十四年三月一日上路，真的很感謝這些同仁，陪我一路走過健保的風風雨雨。

期待自己是一隻翱翔的蒼鷹

「健保」就好像是我的小孩一樣，我看著它從無到有，到我離開健保局時的穩定成長，心裡感到很安慰。當時我也曾想要早點離開這崗位，可是張署長希望我再多撐一、兩年；沒想到，她比我還先離開衛生署。後來，詹啓賢接任署長，對全民健保有很多的構想，要朝多元保險的方向發展。詹署長想把健保多元化的構想，跟我希望以社會主義精神來推動健保制度的想法，有很大的差距。

我原本就打算等健保上軌道之後，離開公職，去做自己想的事，當時離開健保局總經理一職的時候，還沒有退休資格，可是我真是鐵了心腸，根本沒有想到二十幾年的公務年資可能會泡湯的問題，因為我就是不想待了。

前經濟部長宗才怡在離開部長一職時，自稱自己是誤闖叢林的兔子。而我呢？做了二十年的公務員，我到底又是什麼呢？我並沒有誤闖叢林，壓根兒就是在叢林裡長大的，我可以了解、忍受叢林裡的一切，卻因個性並不好鬥，所以，不曾去喜歡它。我倒希望自己是一隻翱翔的蒼鷹，可以從容鳥瞰叢林中的一切。

實現異想

重回學校，一晃已二十幾年

在醫療體系渡過了二十年的青春歲月，該是交棒的時候了。有人問我，如果再重新選擇一次，我還會再走同樣的路嗎？其實，做行政工作也不是一文不值，還是有許多可以發揮的空間，但不值得做一輩子。因為人生還可以有更多的選擇，不同的選擇會有不同的看法。離開公職之後，唯一讓我想做的就是回學術界，但因學術環境改變，要回學校必須發表學術論文，才具有教授資格；雖然我有行政歷鍊，但沒有教授資格。還好李明亮校長很幫忙，先讓我在慈濟以院聘教授的形式開課，我一生中，只有這份工作是我主動去要來的。

我的其他工作不少，包括董氏基金會、仁濟院、慈濟醫院、骨髓中心等，這些工作都不是我求來的，只是因為路見不平拔刀相助。這些工作都是義務性質的，只是想為社會多盡一分心力而已。由這一己之力，發揮自我潛在的長處，讓社會變得更好，而我也在這些事情中體會到「施比受更有福」的樂趣。

年輕時，我一心一意想在學校教書，當時並未如願，沒想到，繞了一大圈後，最後還是回到學校，這一晃就是二十幾年。我有點後悔自己太慢離開公職轉入學術界，不過，教書讓我得到很大的快樂，我可以整理自己的思緒，在教導學生的同時，自己也在成長。

我跟年輕教授不一樣的地方在於：年輕教授教給學生的只是學術研究，而我卻是把自己過去豐富的行政經驗，整理成教材教授學生，讓醫學系學生不再只活在他們的封閉

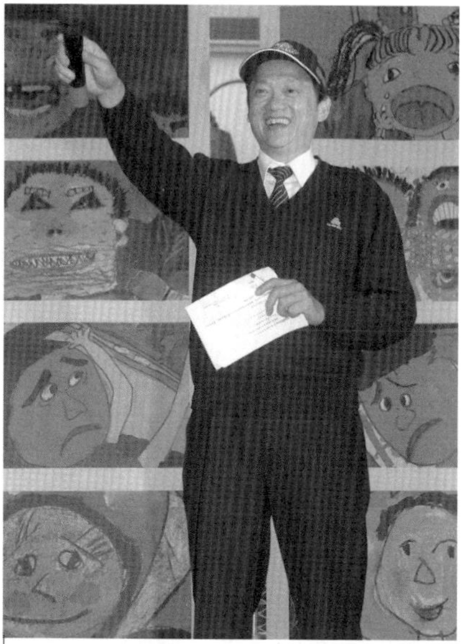

2004年參加「ㄏㄨㄚˋ心情-憂鬱情緒紓解兒童青少年繪畫創作徵選活動」頒獎典禮。
（攝影/余瑞霖）

的世界裡。這幾年，在教書的過程裡感觸良多，深深體會到我們的醫學教育的基本問題，不應只傳授學生「技術」，而是要先引導醫學生的社會人文關懷，也就是教好一個醫學生，而不只是教會一個醫學生，這樣醫療改革才有希望。

意外走入公益團體

離開公職之後，回學校教書是我第一選擇，到公益團體服務，可以說是一個緣分。到董氏基金會，完全是已故董事長嚴道先生的安排。到董氏基金會的第一年，我並不是義務職，每個月還支領五萬元的車馬費；一年之後，我不敢再領了，因為我很清楚基金會並沒有很多錢，我也不必靠這份車馬費過活，但是，這些經費可以讓他們做更多事。

董氏基金會在菸害防治上已經做得相當成功，憂鬱症的預防推動工作，近幾年也喚起大眾的注意，只是現在必須轉型，由過去的點擴大成面，朝社區發展，往下紮根，才能發揮更大的力量。在董氏基金會裡我學到了許多，也看到民間社團的力量不容小覷，只要上下一心，照樣可以打敗大財團。就像董氏基金會對抗菸商一樣，雖然對方是大財團，我們只是一個小團體，然而我們站得住腳，小蝦米一樣能對抗大鯨魚。

義不容辭爲公益

離開健保局兩年多之後，我再度回到公務體系擔任台北市衛生局長。很多人以為我無法適應沒有舞台的日子；對於這些評論，我只能苦笑。我沒有必要為了尋找舞台而到台北市衛生局，如果真的眷戀官位，當初又何

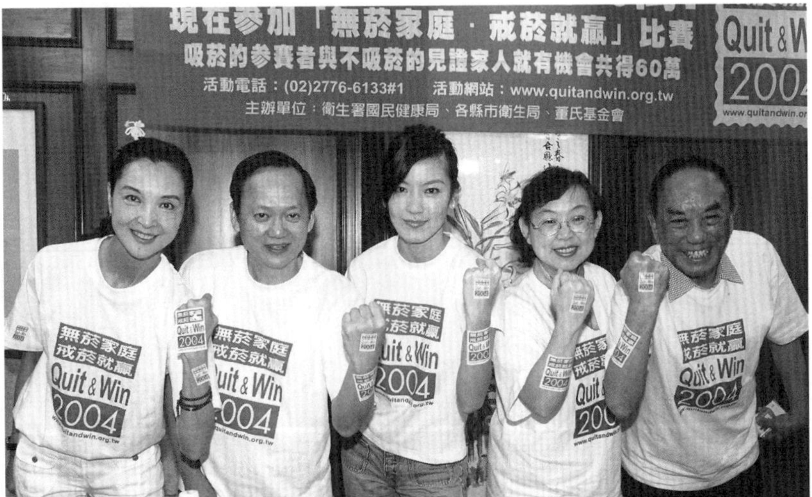
現在參加「無菸家庭．戒菸就贏」比賽
吸菸的參賽者與不吸菸的見證家人就有機會共得60萬
活動電話：(02)2776-6133#1　活動網站：www.quitandwin.org.tw
主辦單位：衛生署國民健康局、各縣市衛生局、董氏基金會
無菸家庭
戒菸就贏
Quit & Win
2004

2004年，參加「2004無菸家庭、戒菸就贏」活動記者會，圖中由左至右分別為董氏基金會終身義工陳淑麗、葉金川、藝人林熙蕾、國民健康局局長林秀娟、78歲吸菸參賽者代表戴德斌。（照片提供／董氏基金會）

必離開？

當初馬市長找我的時候，我的意願不高，因為對我而言沒有太大的意義。馬市長拜託我幫他兩年，替他分擔醫療衛生的工作，讓台北市立醫院再度獲得民眾的信賴；我考慮了很久才答應，而且說好就是去幫兩年，兩年之後我一樣能再回到學校。

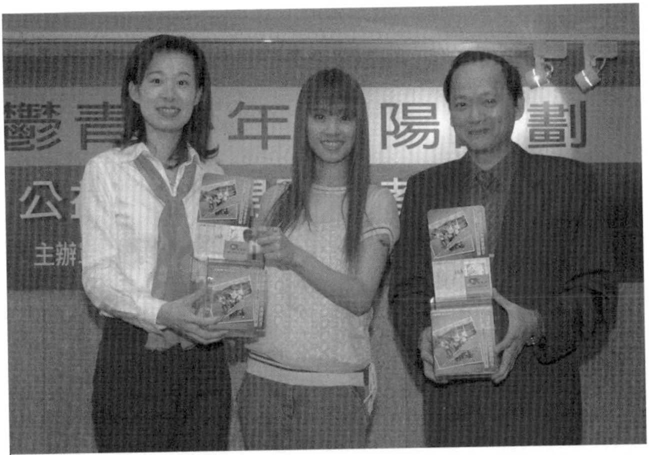

2004年董氏基金會與7-eleven合作憂鬱青少年向陽計畫公益活動，與活動代言人蔡依林、7-eleven公共事務部部長王文欣合影。（攝影／許文星）

希望帶動更多人有公民意識

去年SARS重創台北的時候，看到國內醫療體系亂成一團，我彷佛看到這個社會發生了一場大火，卻沒有辦法解決。雖然我不是傳染病專家，也不是感染科醫師，但這場大火需要的是一個臨場指揮決策的人，而我正好有這方面的訓練和歷練，所以我毫不考慮地進入火場救火，雖然我跟一般人一樣也會害怕。學流行病學已是二十年前的事了，可是身為一名前線指揮官，沒有權利說出害怕兩字，我只能硬著頭皮上陣，現學現賣。至少我可以安定陷在火場裡面的人心，讓他們不致於因過度恐慌而自亂陣腳。

我在花蓮教書時，有空時就會到處走走，發現很多問題將來都會一一浮現，比如中輟學生、未婚媽媽、外籍新娘等問題，很值得我們關注。尤其是老人問題，台灣很快就會面臨到。據統計，二〇一五年的時候老人會從二百萬變成四百萬，如果沒有好好規劃，這些老人會變成嚴重的社會問題。台灣還有許多重要的事要做，比如：老年長期照護、國民年金、人口老化問題，卻沒有政治人物關心，大家花很多力氣在選舉，卻忽略了這些社會問題。

台灣人口老化的速度很快，可是目前政府並沒有一套完善的計畫。現在各政黨都把心力放在選舉及政治角力，忽略了未來社會可能面臨的問題；再以國民年金為例，也是

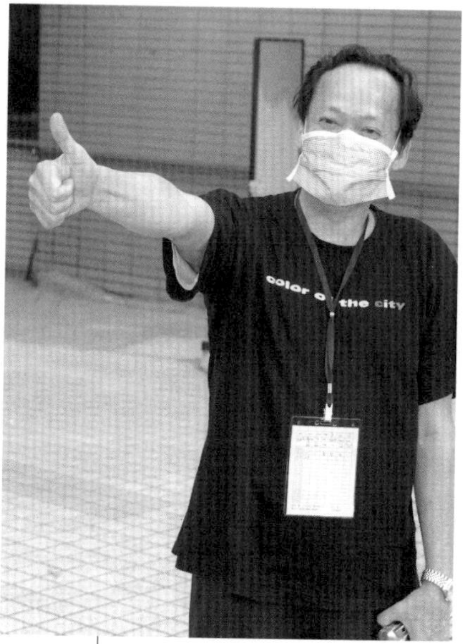

2003年4月，葉金川進入和平醫院抗SARS後，步出醫院之輕鬆神情。（轉載自／今週刊）

社會弱勢者最需要的，這部分比起當年的全民健保更龐大、更複雜，但這樣的工程在目前的政治環境裡，很難被推動。

除此之外，青少年的價值觀也值得大家去關心。現在社會大肆鼓勵消費，從經濟的立場考量，確實可刺激GDP的成長，但目前這種消費觀是不正確的，鼓勵年輕人不必存夠錢也能出國、買名牌，甚至讓他們覺得借錢消費是一種高尚的行為，這樣下去，年輕人哪有未來？諸如此類的事情，值得我們盡心協助，也就是要由這些根本的問題著手，大家對社會才會有期待、才會有進步。

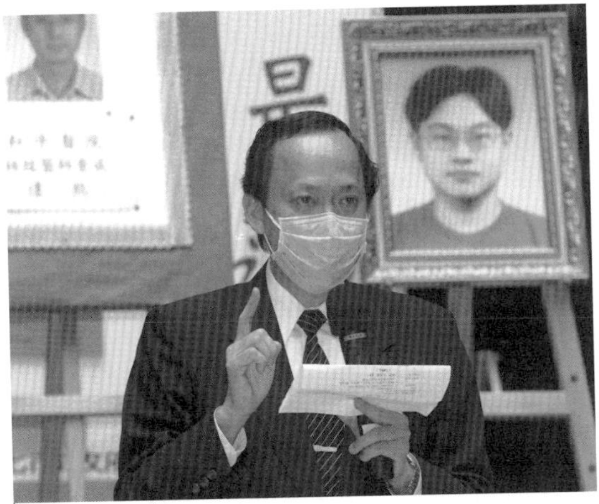

2003年4月，葉金川進入和平醫院抗SARS後，到台北市政府報告，說明疫情。（轉載自中國時報／陳志源攝）

另一件我想做的事情是，希望能帶動更多人有公民意識；大家都愛這塊土地，在一百個人裡面，只要有一個人有能力，也願意為其他九十九個人承擔、付出，這就是所謂的公民意識。

當我們可以預見未來台灣社會可能面臨的問題，身為社會的一員，怎麼忍心坐視不管？我原來想從教育和公益的體系管道，發揮個人的影響力，改善這些問題，就算我的力量很微小，反正能做多少算多少，做總比不做好。

沒想到馬英九市長邀我出任台北市副市長一職，讓我再度回到公職。在市長和我談論對市政的看法時，我說到自己不是工程專家，對於建設方面沒有經驗，比較想做的就是我一直以來所憂心的教育、社會福利、衛生、環保等軟性議題，尤其是教育，那是對未來的投資，是台灣未來的希望。我決定接受這個職務的原因是：如果在公職位子上，可以讓我的想法更容易落實，那我為什麼不去做？就算別人有什麼批評，我也不應該在意。

在教育方面，我的看法是：教「好」學生比教「會」來得重要。不論資質如何，每個人對這個社會都有不同的貢獻，只要方向、想法正確，就可以為社會做很多事，不一定要有聰明的頭腦。要改變已經定型的人很不容易，比較可行的是，透過教育，讓孩子成為一個正直、熱心、願意幫助別人、利他的公平正義的社會公民、這跟孩子的資質無關，而是可以做、並且做得到的事。

如果可能的話，我也希望能改變大家對政治的看法。當前的政治環境被窄化成政黨競爭、甚至於政黨的鬥爭，鬥到你死我活、有我沒你，民眾也被少數政治人物教育成從

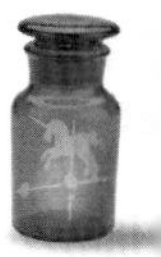

政治單一面向來思考問題，讓我們的社會成為一個兩極化的環境。但是，政治不應該這樣，即使不同的政黨、理念不同，但是一定不是敵人，而是相互來督促把事情做得更好，應該是良性競爭，而不是惡鬥。如果有更多的人認同這樣的看法，並且進一步去影響新的公民，那麼，我們的民主才有未來，國家才有希望。

也許會有不少人覺得我太過於理想、太天真，而我卻認為：當你覺得不滿意目前的社會環境，就身體力行去改變它，至少我改了這一份呀！

從公職到公益，從公益又回到公職，下一個職務又會是什麼？人生常常有不同的角色轉換，可是，該堅持的永遠不能變，那就是作任何事，要先考慮社會的、整體的利益，個人得失放兩邊，那麼，作任何抉擇就不會那麼困難了。

登山是「身心充電」的良方

當我面對龐大壓力或難題時，我也會想逃，想躲起來，讓別人找不到我。健保時期，我每天處於極大的壓力狀態下，為了逃避壓力，我曾經一個人躲到三峽登山，也會跑到花蓮沈思。我透過登山紓解壓力，在山林裡，我可以整理雜亂思緒，思考下一步該怎麼走。

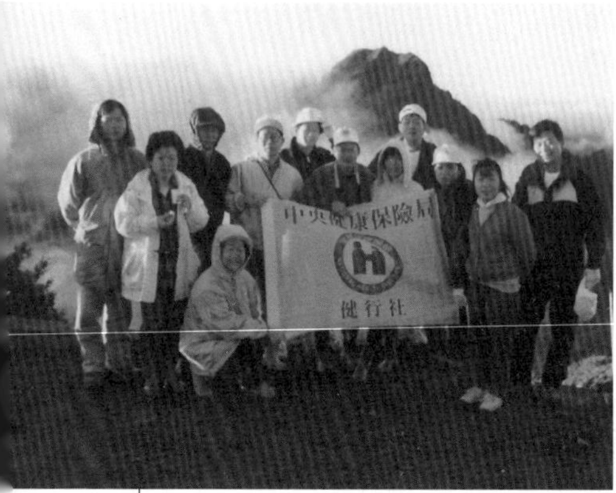

1996年秋天，葉金川帶領健保局員工攀登玉山北峰，後面的那座山頭就是玉山主峰。（照片提供／葉金川）

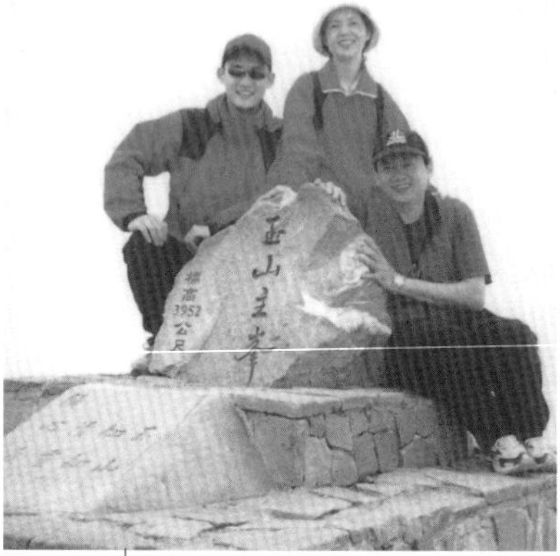

2004年葉金川與兒子、太太一同登玉山主峰。（照片提供／李龍騰）

大學時代，我就愛上登山，第一次登山是跟陳拱北教授前往山地做醫療服務，當我看到原住民兒童單純無邪的臉龐，看到青山在白雲環繞下的美景，從此與山結下不解之緣。登山是最不花錢的運動之一，也不像其他運動要比輸贏，只要備妥應帶的裝備，就可上路。不論大小山嶽，每每一站上山頂，不僅讓人忘掉塵世煩憂，也讓人覺得人類的渺小；有時則因為沿途坎坷，或是荊棘滿佈，也考驗個人意志及耐力。

我把登山視為「身心充電」的一個良方。在登山的時候，常常會有一些創意及靈感出現，所以我身上會帶一本筆記本，當靈感出現時，馬上把它記下來；如果同樣的靈感及創意一再出現時，就表示這個東西是可以做的。健保所推動的一些政策，有些來自我登山時靈感。

健保剛開辦的時候，大家工作壓力很大，每天忙到三更半夜，幾乎沒有假日可言，大家都快累倒了。為了給同仁加油打氣，我會安排登山活動，讓同仁解壓、活筋外，也趁著登山之便，彼此交換意見；當然也想讓大家體驗攀登高山與推行健保一樣，都需有過人的毅力及耐力。

除了台灣的大山讓我神往，國外的高山也是我挑戰的目標。我攀登過讓馬來西亞人望之儼然的婆羅洲神山，也登過遠在吉爾吉斯的伯斯峰。我有一個心願，希望在六十歲時能夠完成攀登台灣百岳的壯舉；我甚至夢想，將來在高山山頂的山屋，能做為行動辦公室，這樣退休的時候，可以一面享受歸隱山林的生活，另一方面還能為公益活動獻策。

迷上了馬拉松和長泳

以前登山是我唯一的運動。離開公職後，覺得自己可以嚐試更多不同的運動，體驗不同的樂趣。到慈濟大學教書及董氏基金會擔任執行長後，我的生活步調放慢了，因此更有時間去體驗不一樣的生活。

以前因為時間的關係，只能向高山挑戰自己的耐力，而且幾乎爬完了台灣的高山，既然爬山目的是為休閒、紓解壓力，那何不嘗試其他的休閒活動？我喜歡挑戰不可能的任務，而透過各種運動，正好可以檢視自己的耐力和毅力。有一陣子，我迷上馬拉松和長泳，也參加鐵人三項運動，這對我來說是一項全新的體驗，可以測測自己的體力及耐力。

這幾年除了寒暑假與太太和好友到國外登山之外，平時休閒假日大多與學生混在一起。跟年輕人在一起最大的好處，是讓自己的心情更年輕，當然，也可以跟著嘗試他們熱愛的休閒活動。雖然登山仍是我的最愛，划獨木舟、騎腳踏車、跳飛行

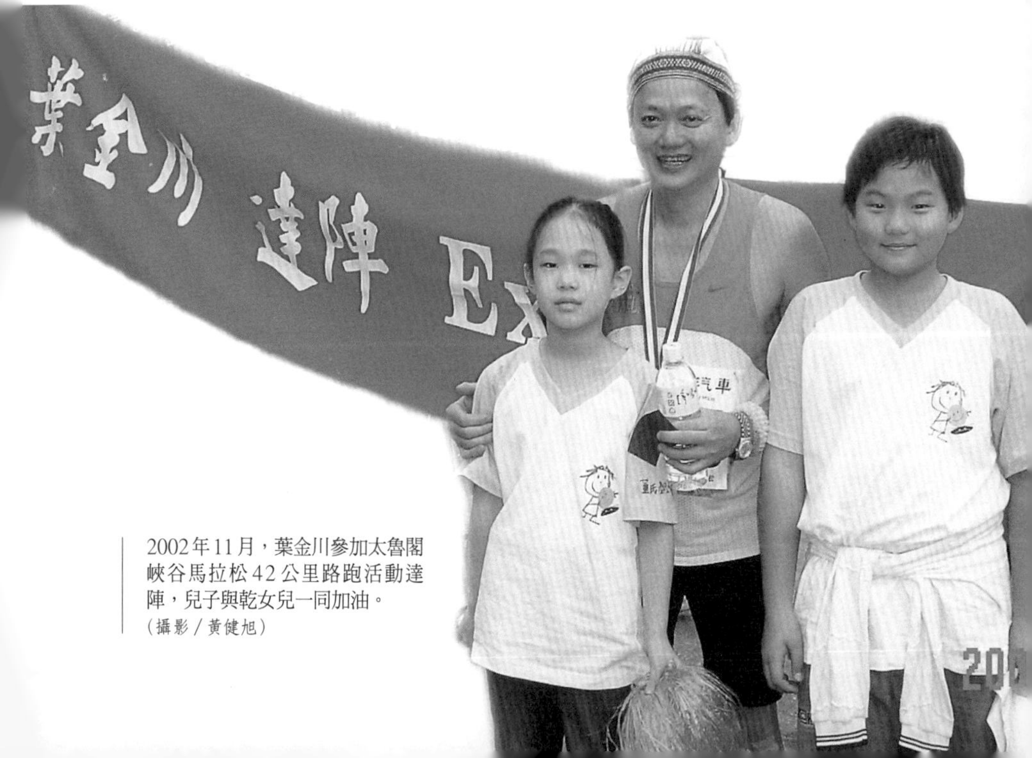

2002年11月，葉金川參加太魯閣峽谷馬拉松42公里路跑活動達陣，兒子與乾女兒一同加油。
（攝影／黃健旭）

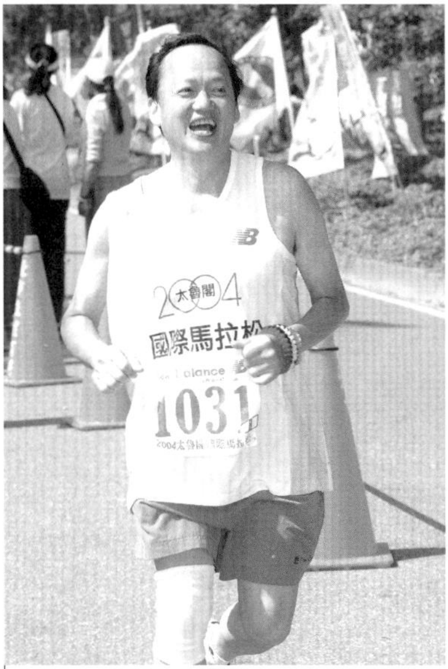

2004年11月6日，第四度參與2004年太魯閣峽谷馬拉松42公里路跑活動。（攝影／許文星）

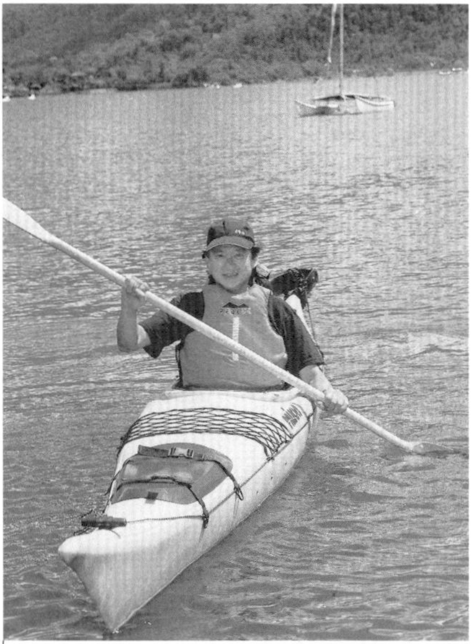

2004年7月在花蓮鯉魚潭划獨木舟。（攝影／豆照勳）

傘等我都勇於嚐試，甚至前年在紐西蘭時還嘗試了高空彈跳，那種從高處快速御風而下，倏忽又凌虛彈高的感覺，非常有趣而令人難忘。

給年輕人的話

我進入火場，很多人稱我是「英雄」、「醫界的鐵漢」。不過，我倒覺得自己比較像義消：發生了一場大火，我去救火。其實，無論是到健保局當總經理、擔任董氏基金會執行長、台北市政府衛生局長、慈濟骨髓中心主任、仁濟院院長等職務，我都是扮演一個救火員的角色。即便是再度被借調至台北市長副市長一職，也是因為希望自己能為這個社會盡一份心力，讓這個社會更好。

看看我過去的經歷，從公職到教職，從醫療界到公益工作，看似洋洋灑灑、多彩多姿，很多人以為我喜歡冒險，才會有勇氣常常接受各種挑戰。其實不然，我個性既謹慎又保守，不太願意去做沒有把握的事，只是碰到社會需要我、團體需要我的時候，就會全力以赴。

常常在抉擇的時候，先不太會去想名利、地位，而是有沒有成就感，在我看來，實現理想的成就感，是任何名利地位都無可取代的。在完成理想的過程，如果要付出很大的代價，我也無怨無悔。在我一生中，經歷的職務、困難很多，我卻很少抱怨、發牢騷，碰到難題，能解決的就趕快去解決，不能解決再慢慢想辦法，抱怨和牢騷是無法解決問題的。

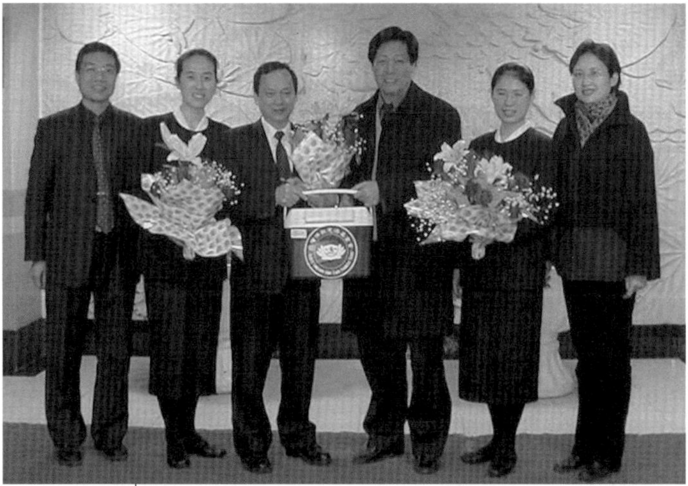

2003年2月14日，當時任職慈濟骨髓幹細胞中心主任的葉金川送骨髓到大陸杭州浙江附屬第一醫院，圖中二位手中拿著捐贈者骨髓者，左為葉金川，右為第一醫院內骨髓細胞中心主任黃河。
（照片提供／慈濟骨髓幹細胞中心）

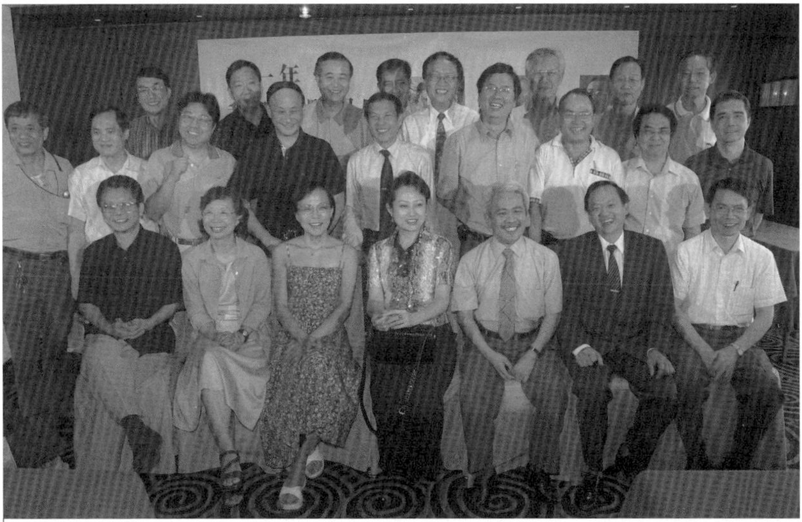

2003年9月7日，以新書發表會的形式，台大第二屆醫學生重聚，舉辦一場別開生面的同學會。現場與會人員包括書中受訪者有白櫻芳、賴美淑、林靜芸、王溢嘉、楊光榮、江漢聲、侯勝茂等及策劃出版者葉金川。（攝影／許村旭）

有人問我，身為「人」最重要的是什麼？我個人覺得要有正確的價值觀，而不要做一個有能力，然後去做破壞的事。人再怎麼笨，只要方向正確，還是對社會有一份貢獻，聰明的人，如果方向不正確，愈走破壞力愈大。在課堂上，我常告訴講台下的未來醫生們，如果行醫後的生活只是拚命賺錢，在醫院、病人、家庭之間打轉，生活是非常單調、無聊的，並不見得是一種很好的生活方式，我給年輕人的建議是，不要跟著別人的路走，要作自己的主人。

編輯後記

風吹的Evening

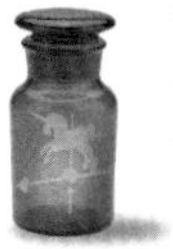

葉雅馨

因緣際會，這本書選在聖誕節前出版了！聖誕節，一個可以異想各種禮物的節日；或許是天意，也或許是另一種Magic。我想許多年許多年以前，當世界上還沒有聖誕老人時，冬天一定比較無聊。

進入編輯的後製階段，葉副市長已迫不及待地要求看排版後的初稿，然後，以一種終於有點盼到的語氣告訴我：「這會是一本很Touching的書，會有很多人想看，好好出版，說要出這本書也快一年多了！」雖然，我老覺得「喜歡做的事，就慢慢做好了」，不過還真有點不服氣，心想哪有那麼久。努力找出葉副市長還是董氏基金會執行長時，構想及選擬的人物綱要，日期註記果然是二〇〇三年十月二十七日，然後我想起了整件事的原委，它其實是繼《那一年，我們是醫學生》一書出版後，希望讓更多讀者看到不同的醫學院畢業生勇於築夢的多樣風貌，而有這本《醫師的異想世界》的出書計畫。

也在構思這書的同時，我們完成了與7-eleven合作的二〇〇四年四至六月隨手行善募款案——「憂鬱青少年的向陽計畫」。也是這本書的討論與撞擊給了我idea，而想了其中憂鬱青少年的築夢及網路Dreamland的子題。

當然也就耽誤了這本書的編輯進度。四月初，我們緊鑼密鼓異想天開，特別商請熟稔的寫訪高手張慧中、陳珮君、林淑蓉、邱玉珍、李盛雯、林芝安、徐南琴、李碧姿、陳質采，在同一段時間裡分別竭盡所能約訪書中十位精采人物，想趕在夏天過後的開學日讓書問世；而時間總是過得太快，就像風吹過evening，計畫總在翹首等待中久違了。

我常常想，這些人怎麼一路走來，而成為今日的他。在他們豐富人生，藏著怎樣的夢？是什麼支持他們追尋的堅持？在實踐自我的過程，他們又是怎麼思考與取捨？這本書描繪了幾位人物多年來如何大膽築夢，勇敢的追尋，去經驗與實踐自我。在書裡我們看到了不平凡，舞台上的歌者、暢銷書作家、醫學教育家、醫療企業經營者、衛生教育倡導者、呼風喚雨的立法委員、傳道人、或充滿陽光的公益人，都盡其在我地走自己的路。當然我們也看到了他們比較凡人的一面，在抉擇時的猶豫與決定後的義無反顧。

李明亮，五十六歲那年決心回國，把自己交給慈濟、交給台灣，關注人道醫療，為醫學教育深耕、墾植，用愛發掘安定的力量。

沈富雄，只問對與錯、該與不該，對事的判斷幾乎已超越政黨色彩，這是民主問政的一種典範吧！公共政策的討論本不應在被撕裂的族群紛爭湮沒。書裡還談到他在其他地方較少提及的，與父母親互動的生動畫面，此外，他也傳神的談到自己如何 crazy for knowledge：「在家裡沒有報紙沒有書的年代，只要是白紙黑字的東西都拿來閱讀。連媽媽到菜市場買魚，用來包魚的、帶有腥味和魚鱗片的報紙，都是我閱讀的對象。」

侯文詠，目前是他閉關創作階段。他覺得這社會聲音好多。參與這本書的出版，除了對本書策劃人葉金川個人的尊崇，也深信書是有生命力與影響力的，所以願意用書寫當作醫師與社會互動的另一個平台。

翁瑞亨，自考上醫學院、從事醫療服務和行政工作、轉任公職到神學院進修，往往都心想事成。現在就讀神學院的他深信，不論扮演什麼角色，都要盡本分，遵循上帝的引領。

陸幼琴，早期在物質極為匱乏的「聖家貧民醫院」與台灣結緣，曾在鹿草鄉一年內接生了一百二十個孩子，整個村莊的小孩都由他們接生。她還記得第一次到產婦家裡接生，家人非常感激，說要送東西表感謝，結果她就收到了六個奶瓶。在她精采的行醫歲

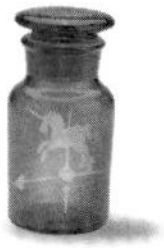

月裡，她致力推動PBL教育方式，堅信學生應接受「全人」的教育。

陳永興，充滿捨我其誰的正義，「沒人關心的人，你應該去關心，或是沒人發現的問題，沒人肯去的地方才需你去」。我記得在一次《大家健康雜誌》人物專訪時，他提到「哪天碰到張鴻仁，要建議他召開記者會，叫醫生們別再想健保給付了，該想想醫生怎麼幫病人，怎麼當個好醫生吧！」

許金川，第一次看到他時，印象深刻的是他妙語如珠的開場白：「我和葉金川是異父異母的兄弟」。他出生屏東東港小漁村，因與病患密切互動，加上深刻感受家屬的哀傷，於是成立基金會，踏出學術的象牙塔，推廣肝病防治知識。

蔡長海，從醫療跨入醫療管理與教育工作，就在結合他「教育事業、醫療和生醫產業」的夢想，打造一個完美、有活力的高科技醫療園地。

羅大佑，近日發新專輯「美麗島」，用不同形式的曲風，呈現了對台灣的熱愛與對當今政治的調侃，誠實地忠於自己，很喜歡他說的「有柔情才會偉大，才是一個人。如果總是在批判、憤怒，就變成一個革命者，社會只有革命者是很可怕的。」

葉金川，充滿陽光的公益人，意外地走往與臨床醫療、教職迴異的公衛與行政之路。在台灣爆發嚴重SARS疫情，他奮不顧身，冒著被感染的危險進入封院的和平醫院，大大扭轉當時民眾對SARS的恐懼態勢。看似愛冒險的他，其實不做沒把握的事，作風大膽只因關注的焦點是群體利益。也因「先大我，再小我」的思考邏輯，及多元休閒嗜好，讓他繼續神采奕奕地走在第一線，他常說「只要方向正確，慢慢走，還是會到，做，就對了」。

本書的出版要感謝明儒、大山蒐集與彙整資料的前置作業；怡君、婷婷、鈺珺的細心聯繫與編輯；也要感謝賀采醫師支持並和我討論「異想」，常常我們在開懷大笑後又乖乖回到現實面。

在無法停止的夢想中，隨著年歲增長，或許我們漸漸會釐清：有時可以任性，卻不能縱容；偶爾得收拾一下那股任性，在淡淡的遺憾中留下一股甜美。喜歡現在董氏基金會執行長黃鎮台的一句話「人生的美好，就在於永遠有明天」。是的，聽了羅大佑最新專輯裡一曲「往事二○○○」：「風吹的evening……」，明天又會是個美好的早晨；也許可以身處河床一大片蘆葦裡；也許可以在一座長橋上看遠山因日照而起的變化；也許寫了一夜稿子，終於可以享受躲進暖暖被窩裡的幸福；也許有些問題不會再被問起……。

而這十位人物譜寫的故事都還在繼續著……。

葉雅馨／董氏基金會心理衛生組主任

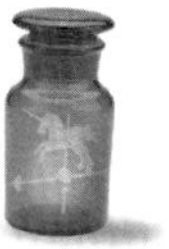

董氏基金會出版品介紹——悅讀心靈系列

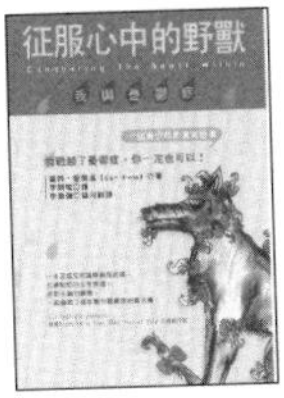

征服心中的野獸——我與憂鬱症

定價／250元
作者／Cait Irwin
譯者／李開敏
協同翻譯／李自強

本書作者凱特·愛爾溫13歲時開始和憂鬱症糾纏，甚至到無法招架和考慮自殺的地步。幸好她把自己的狀況告訴母親，並住進醫院。之後凱特開始用充滿創意的圖文日記，準確地記述她的憂鬱症病史，她分享了：如何開始和憂鬱症作戰，住院、尋求治療、找到合適的藥，終於爬出死蔭幽谷，找回健康。對仍在憂鬱症裡沉浮不定的朋友，這本充滿能量的書，分享了一個的重要訊息：痛苦終有出口！

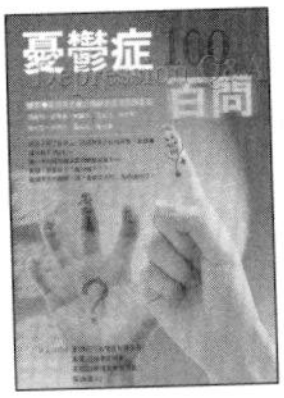

憂鬱症百問

定價／180元
作者／董氏基金會心理健康促進諮詢委員（胡維恆、黃國彥、林顯宗、游文治、林家興、張本聖、林亮吟、吳佑佑、詹佳真）

憂鬱症與愛滋、癌症並列為廿一世紀三大疾病，許多人卻對它懷有恐懼、甚至感覺陌生，心中有很多疑問，不知道怎麼找答案。「憂鬱症百問」中蒐集了一百題憂鬱症的相關問題，由董氏基金會心理健康促進諮詢委員審核回答。書中提供的豐富資訊，將幫助每個對憂鬱情緒或憂鬱症有困擾的人，徹底解開心結，坦然看待憂鬱症！

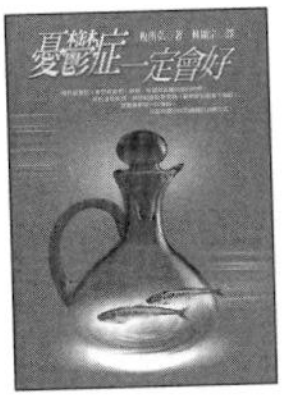

憂鬱症一定會好

定價／220元
作者／稅所弘　譯者／林顯宗

憂鬱症是未來社會很普遍的心理疾病，但國人對此疾病的認知有限，因此常常錯過或誤解治療的效果。其實只要接受適當治療，憂鬱症可以完全治癒。本書作者根據身心合一的理論，提出四大克服憂鬱症的方式。透過本書的介紹、說明，「憂鬱症會不會好」將不再是疑問！

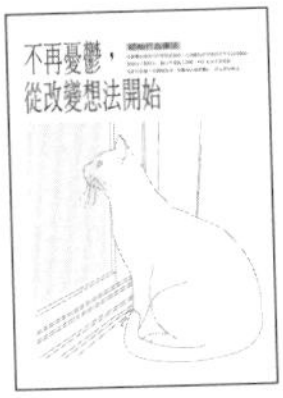

不再憂鬱——從改變想法開始

定價／250元
作者／大野裕　譯者／林顯宗

被憂鬱纏繞時，是否只看見無色彩的世界？做不了任何事，覺得沒有存在的價值？讓自己不再憂鬱，找回活力生活，是可以選擇的！本書詳載如何以行動來改變觀點與思考，使見解符合客觀事實，不被憂鬱影響。努力自我實踐就會了解，改變，原來並不困難！

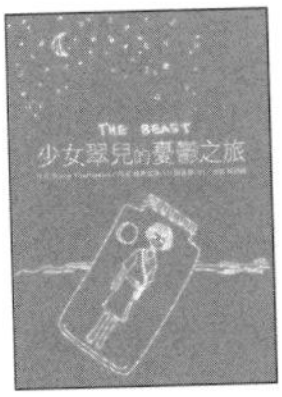

少女翠兒的憂鬱之旅

定價／300元
作者／Tracy Thompson
譯者／周昌葉

「它不是一個精神病患的自傳，而是我活過來的歲月記錄。」誠如作者翠西湯普森（本書稱為翠兒）所言，她是一位罹患憂鬱症的華盛頓郵報記者，以一個媒體人的客觀觀點，重新定位這個疾病與經歷；「經過這些歲月的今天，我覺得『猛獸』和我，或許已是人生中的夥伴。」文中，鮮活地描述她如何面對愛情、家庭、家中的孩子、失戀及這當中如影隨形的憂鬱症。

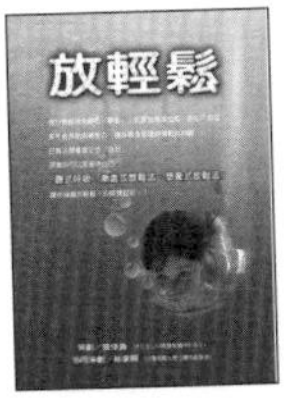

放輕鬆

定價／230元
策劃／詹佳真　協同策劃／林家興

忙碌緊張的生活型態下，現代人往往都忘了放輕鬆的真正感覺，也不知道在重重壓力下，怎麼讓自己達到放鬆的境界。「放輕鬆」有聲書提供文字及有音樂背景引導之CD，介紹腹式呼吸、漸進式放鬆及想像式放鬆等放鬆方法，每個人每天只要花一點點時間練習，就可以坦然處理壓力反應、體會真正的放鬆！

陽光心配方——憂鬱情緒紓解教案教本

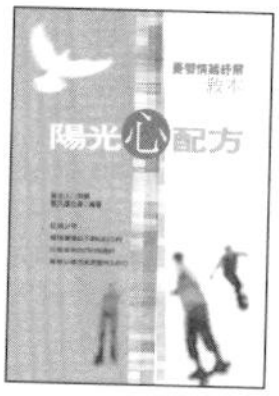

定價／150元
策劃／葉金川　編著／董氏基金會

國內第一本針對憂鬱情緒與憂鬱症推出的教案教本。
教本設計的課程以三節課為教學基本單位，課程設計方式以認知活動教學、個案教學、小團體帶領為主要導向，這些教案的執行可以讓青少年瞭解憂鬱情緒對身心的影響，進而關心自己家人與朋友的心理健康，學習懂得適時的覺察與調整自己的情緒，培養紓解壓力的能力。

說是憂鬱，太輕鬆

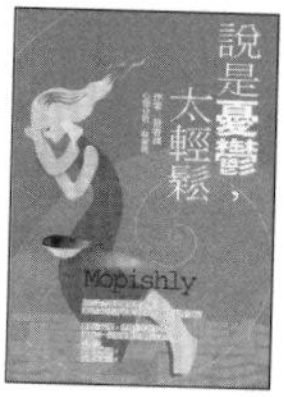

定價／250元
作者／蔡香蘋　心理分析／林家興

憂鬱症，將個體生理、心理、靈性全牽扯在內的疾病，背叛人類趨生避死、離苦求樂的本能。患者總是問：為什麼得是我？……
陪伴者也問:我該怎麼幫助他?本書描述八個憂鬱症康復者的生命經驗，加上完整深刻的心理分析，閱讀中就隨之經歷種種憂鬱的掙扎、失去與獲得。聆聽每個康復者迴盪在心靈深處的聲音，漸漸解開心裡的迷惑。

董氏基金會出版品介紹——公共衛生系列

壯志與堅持——許子秋與台灣公共衛生

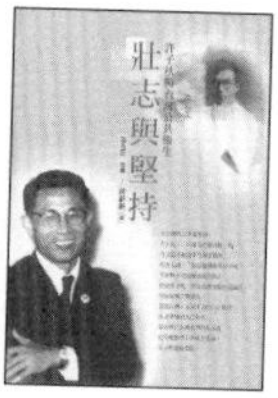

定價／220元
策劃／葉金川　作者／林靜靜

許子秋，曾任衛生署署長，有人說，他是醫藥衛生界中唯一有資格在死後覆蓋國旗的人。本書詳述他如何為台灣公共衛生界拓荒。

公益的軌跡

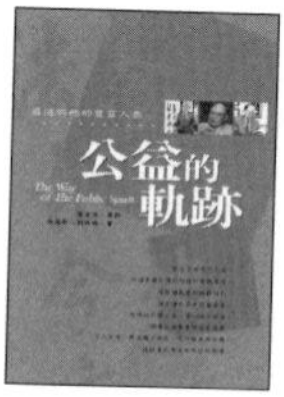

定價／260元
策劃／葉金川
作者／張慧中、劉敬姮

記錄董氏基金會創辦人嚴道自大陸到香港、巴西，輾轉來到台灣的歷程，很少人能夠像他有這樣的機會，擁有如此豐富的人生閱歷。他的故事，是一部真正有色彩、有內涵的美麗人生，從平凡之中看見大道理，從一點一滴之中，看見一個把握原則、堅持到底、熱愛生命、關懷社會，真正是「一路走來，始終如一」的勇者。

菸草戰爭

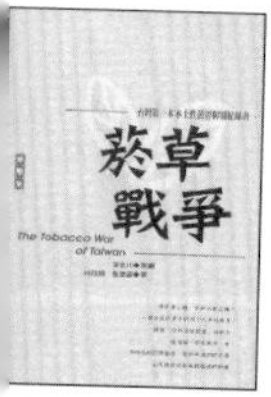

定價／250元
策劃／葉金川
作者／林妏純、詹建富

這本書描述台灣菸害防治工作的歷程，並記錄這項工作所有無名英雄的成就，從中美菸酒談判、菸害防治法的通過、菸品健康捐的開徵等。定名「菸草戰爭」，「戰爭」一詞主要是形容在菸害防治過程中的激烈與堅持，雖然戰爭是殘酷的，卻也是不得已的手段，而與其說這是反菸團體與菸商的對決、或是吸菸者心中存在戒菸與否的猶豫掙扎，不如說這本書的戰爭指的是人類面對疾病與健康的選擇。

全民健保傳奇 II

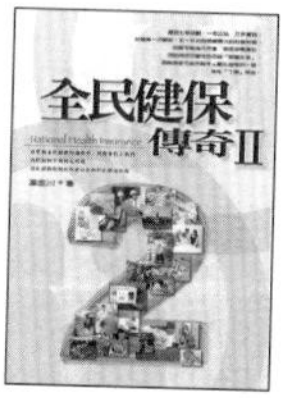

定價／250元
作者／葉金川

健保從「爹爹（執政的民進黨）不疼，娘親(建立健保的國民黨）不愛，哥哥（衛生署）姐姐（健保局）沒辦法」的艱困坎坷中開始，在許多人努力建構後，它著實照顧了大多數的人。此時健保正面臨轉型，你又是如何看待健保的？
「全民健保傳奇 II」介紹全民健保的全貌與精神，健保局首任總經理葉金川，以一個關心全健保未來的角度著眼，從制度的孕育、初生、發展、成長，以及未來等階段，娓娓道出，引導我們再次更深層地思考，共同決定如何讓它繼續經營。

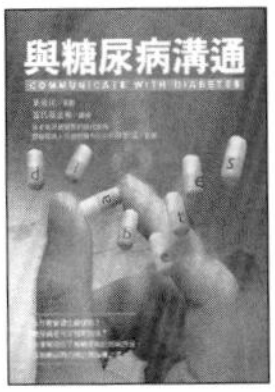

與糖尿病溝通

定價／160元
策劃／葉金川　編著／董氏基金會

為關懷糖尿病患者及家屬，董氏基金會集結《大家健康》雜誌相關糖尿病的報導，並加入醫藥科技的最新發展，以及實用的糖尿病問題諮詢解答，透過專業醫師、營養師等專家精彩的文章解析，提供大眾預防糖尿病及患者與糖尿病相處的智慧；適合想要認識糖尿病、了解糖尿病，以及本身是糖尿病患者，或是親友閱讀！

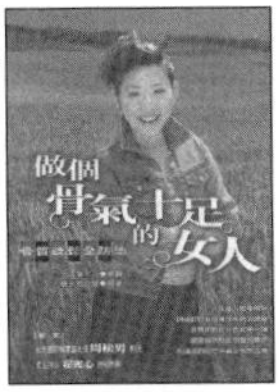

做個骨氣十足的女人——骨質疏鬆全防治

定價／220元
策劃／葉金川　編著／董氏基金會

作者群含括國內各大醫院的醫師，以其對骨質疏鬆症豐富的臨床經驗與醫學研究，期望透過此書的出版，民眾對骨質疏鬆症具有更深入的認識，並將預防的觀念推廣至社會大眾。

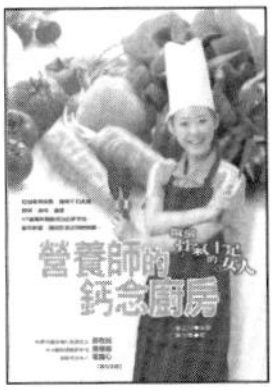

做個骨氣十足的女人——營養師的鈣念廚房

定價／250元
策劃／葉金川　作者／鄭金寶

詳載各道菜餚的烹飪步驟及所需準備的各式食材，並在文中註名此道蔡的含鈣量及其他營養價值。讀者可依口味自行安排餐點，讓您吃得健康的同時，又可享受到美味。

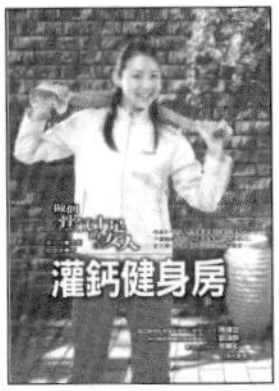

做個骨氣十足的女人——灌鈣健身房

定價／140元
策劃／葉金川　作者／劉復康

依患者體適能狀況及預測骨折傾向量身訂做，根據患者骨質密度及危險因子分成三個類別，訂出運動類型、運動方式、運動強度頻率及每次運動時間，動作步驟有專人示範，易學易懂。

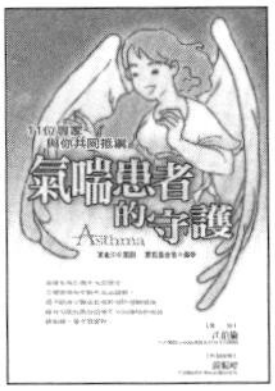

氣喘患者的守護——11位專家與你共同抵禦

定價／260元
策劃／葉金川　審閱／江伯倫

氣喘是可以預防與良好控制的疾病，關鍵在於我們對氣喘的認識多寡，以及日常生活細節的注意與實踐。本書從認識氣喘開始，介紹氣喘的病因、藥物治療與病患的照顧方式，為何老是復發？面臨季節轉換、運動、感染疾病時應有的預防觀念，進一步教導讀者自我照顧與居家、工作的防護原則，強壯呼吸道機能的體能鍛鍊；最後以問答的方式，重整氣喘的各項相關知識，提供氣喘患者具體可行的保健方式。

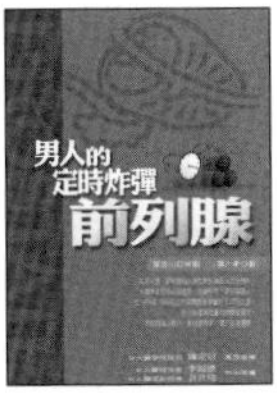

男人的定時炸彈——前列腺

定價／220元
策劃／葉金川　作者／蒲永孝

前列腺是男性獨有的神秘器官，之所以被稱為「男人的定時炸彈」，是因為它平常潛伏在骨盆腔深處。年輕時，一般人感覺不到它的存在；但是年老時，又造成相當比例的男性朋友很大的困擾，甚至因前列腺癌，而奪走其寶貴的生命。本書從病患的角度，具體解釋前列腺發炎、前列腺肥大及前列腺癌的症狀與檢測方式，各項疾病的治療方式、藥物使用及副作用的產生，採圖文並茂的編排，讓讀者能一目了然。

董氏基金會出版品介紹——ㄏㄨㄚˋ心情繪本系列

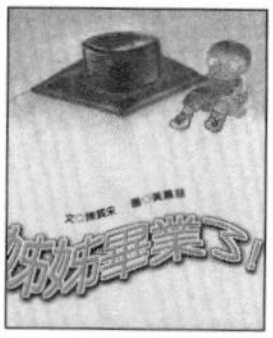

姊姊畢業了

定價／250元
文／陳質采　圖／黃嘉慈

「姊姊畢業了」是首本以台灣兒童生活事件為主軸發展撰寫的繪本，描述姊姊畢業，一向跟著上學的弟弟悵然若失，面臨分離與失落的心情故事，期盼本書能讓孩子從閱讀中體會所謂焦慮與失落的情緒。也藉以陪伴孩子度過低潮。

醫師的異想世界

策劃 葉金川
總編輯 葉雅馨
執行編輯 戴怡君　蔡婷婷　曾鈺珺
採訪 陳質采　李盛雯　李碧姿
邱玉珍　林芝安　林淑蓉
張慧中　陳珮君　徐南琴
潤校 呂素美　翁秀梅
編輯校對 蔡大山　黃健旭　黃連盛
陸思如　黃國忠　顏鴻吉
美術編輯 不倒翁視覺創意工作室
電話 (02)27360157
印刷 士鳳藝術設計印刷有限公司
電話 (02)23215706

出版發行 財團法人董氏基金會
董事長 賴東明
執行長 黃鎮台
住址 台北市復興北路57號12樓之3
電話 (02)27766133
傳真 (02)27522455
網址 http://www.jtf.org.tw
E-mail mhjtf@jtf.org.tw
總經銷 平裝本出版有限公司
住址 台北市敦化北路120巷50號3樓
電話 (02)27168888
傳真 (02)27133422

法律顧問：吳志揚律師

2005年1月初版二刷　本書定價：新台幣280元　本書如有缺頁、裝訂錯誤、破損請寄回更換

ISBN 957-41-2287-5　　國家圖書館出版品預行編目資料

醫師的異想世界／董氏基金會著, - -初版
- - 台北市：董氏基金會出版：平裝本總經銷,2004（民93）
面；　公分

ISBN 957-41-2287-5（平裝）

1.醫師-台灣-傳記

419.9232　　93019991